W0189685

Klevers Kompass

Kalorien
& Fette

KATRIN KLEVER-SCHUBERT
ALEXANDRA ENDRES

Ein Wort zuvor

GESUND UND SCHLANK BLEIBEN! Mit dem **Kompass Kalorien & Fette** ist es kein Problem, Kalorien zu sparen und schlank zu bleiben. Auf einen Blick erfahren Sie, welche Lebensmittel »Kalorienbomben« sind und welche sehr viel Fett enthalten. Im **Kompass Kalorien & Fette** sind mehr als 8000 Lebensmittel übersichtlich gegliedert aufgelistet. Das umfassende Nachschlagewerk ist mit mehr als drei Millionen verkauften Exemplaren ein Bestseller, der auch Ihnen helfen wird, gezielt Kalorien bzw. Fette einzusparen.

PRAKTISCH UND KOMPAKT! Kalorienbewusstsein beginnt schon beim Einkauf. Also nehmen Sie den Kompass einfach mit, wenn Sie Lebensmittel einkaufen. Oder hätten Sie gewusst, dass zum Beispiel Sahnequark mehr als doppelt so viele Kalorien und einen fast 40-mal höheren Fettgehalt hat als Magerquark? Auch beim Kochen und Zubereiten von Gerichten lässt sich eine Menge Fett einsparen. Ein Beispiel: Der Esslöffel Öl für die Salatsauce hat mehr Kalorien als die ganze Schüssel Blattsalat. Deshalb lautet die Devise: Kalorien- und fettreiche Lebensmittel sofort erkennen, egal ob beim Einkaufen, im Restaurant oder zu Hause!

INFORMATIV UND AKTUELL! Wie viele Kalorien brauche ich am Tag? Wie viel Energie wird beim Sport verbrannt? Was ist eine vernünftige, gesunde Ernährung? Welches ist mein optimales Gewicht? Die Antworten liefern Ihnen die einleitenden Kapitel. Dort finden Sie Ernährungstipps, die auf dem aktuellen Stand der Wissenschaft sind. Außerdem wurden die neuesten Richtwerte der DGE (Deutsche Gesellschaft für Ernährung) für die tägliche Energiezufuhr berücksichtigt.

So helfen Ihnen die Tabellen

In dieser Ausgabe finden Sie die aktuellsten Kalorien- und Fettwerte ausgewählter Nahrungsmittel und Getränke.

Die Tabellen umfassen:
- Grundnahrungsmittel
- Diät-Produkte
- Bio-Produkte
- exotische Früchte und Gemüse
- neueste Produkte der Lebensmittelindustrie
- alkoholische und alkoholfreie Getränke

Die insgesamt über 8000 Kalorien- und Fettwerte sind in **zwei großen Tabellen** zusammengestellt:
- Nahrungsmittel und Getränke von A bis Z
  (Seiten 22 bis 113)
- Essen außer Haus (Seiten 114 bis 126)

 TIPP

In anderen Kalorien- und Fett-Tabellen werden Sie vielleicht abweichende Werte finden. Das kann an unterschiedlichen Untersuchungsmethoden oder leicht abweichenden Rezepturen, beispielsweise für Fertigprodukte, liegen. Kein Problem, denn groß sind die Unterschiede kaum. Aber verwenden Sie möglichst nur eine Tabelle.

So finden Sie sich in den Tabellen zurecht

Um Ihnen den Umgang mit den Tabellen zu erleichtern, sind alle Begriffe alphabetisch geordnet beziehungsweise in Sachgruppen eingeteilt.

Manche Produkte der Lebensmittelindustrie wie Hanuta, Gustin und Obstgarten sind unter der jeweiligen Produktbezeichnung zu finden.

Falls Sie das eine oder andere Nahrungsmittel nicht finden, können Sie den Wert vergleichbarer Lebensmittel oder Gerichte einsetzen.

BEISPIEL BONBONS

Der Energiewert von Bonbons entspricht dem von Zucker. Rechnen Sie einfach auf die gewünschte Menge um.

Gibt es mehrere ähnliche Produkte, sind bei Kalorien und Fett Durchschnittswerte (i. D.) angegeben.

Finden Sie innerhalb der Spalte »Fett (g)« keinen konkreten Wert, sondern ein »+«, so bedeutet dies, dass Fett in diesem Nahrungsmittel und bei der angegebenen Portionsgröße nur in Spuren vorhanden ist.

Wenn es zwischen dem **Kompass Kalorien & Fette** und anderen Nährwerttabellen bei einigen Produkten zu Zahlenschwankungen kommt, kann dies an der unterschiedlichen Herkunft der Nahrungsmittel liegen.

In der Tabelle sind auch Bezeichnungen für Lebensmittel enthalten, die in Österreich und der Schweiz gebräuchlich sind oder sich in den deutschen Landstrichen unterscheiden, so finden Sie in der Tabelle sowohl Tomaten als auch Paradeiser.

Wenn nicht anders angegeben, beziehen sich die Werte bei Tiefkühl- und Fertiggerichten auf das nicht zubereitete Produkt.

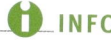 INFO

Wenn von Kalorien die Rede ist, sind immer Kilokalorien (kcal) gemeint. So ist es im allgemeinen Sprachgebrauch üblich.

Mit diesen Mengen und Portionen können Sie rechnen

Für jedes Lebensmittel und jedes Getränk sind exakte Mengen ausgewiesen; nur so ist eine genaue Kalorien- und Fettberechnung möglich.

INFO

Sind keine Mengen angegeben, beziehen sich die Werte auf 100 Gramm essbaren Anteil des Lebensmittels. Das bedeutet bei Gemüse geputzt, bei Fleisch ohne Knochen, bei Fisch ohne Gräten.

Um Ihnen umständliches Rechnen zu ersparen, sind bei einigen Zutaten wie Öl, Fett, Soßen und Marmelade Angaben für Teelöffel und Esslöffel sowie bei einigen Lebensmitteln, zum Beispiel Brot, Wurstwaren und Schokolade, Angaben für Scheibe oder Stück gemacht.

TIPP

Eine Übersicht der gebräuchlichsten Maße und der verwendeten Abkürzungen finden Sie auf einen Blick auf der vorderen Umschlaginnenseite.

Bei **Getränken** sind übliche Trinkmengen in Litern, Zentilitern oder Millilitern angegeben. Der eine oder andere Cocktail oder Likör enthält auch Fett. Falls keine genauen Werte vorliegen, finden Sie an der betreffenden Stelle ein »*« – orientieren Sie sich dann am Kaloriengehalt.
Bei allen **Tiefkühlgerichten** (**TK**) mit der Packungsangabe »2 bis 3 Portionen« sind zwei Portionen berechnet worden, weil das realistischer ist. Häufig finden Sie auch die Grammangabe.

Bei **Kuchenmehlen** und fertigen **Backmischungen** (BM) ist immer ein Stück des nach Anweisung zubereiteten Kuchens berechnet.

Bei **Desserts** (Puddings, Cremes, Götterspeisen und ähnlichen Produkten) bezieht sich die Nährwertangabe auf den Packungsinhalt, geteilt durch die auf der Packung angegebene Anzahl der Portionen.

Wie viele Kalorien brauchen Sie täglich?

Jeder Mensch braucht Energie zum Leben – ob zum Atmen, zum Laufen oder zum Arbeiten. Unsere Nahrung dient dabei als Energielieferant. Der Stoffwechsel unseres Körpers kann aus den einzelnen Bestandteilen der Nahrung wie in einem kleinen Kraftwerk Energie gewinnen und beispielsweise in Wärme umwandeln, damit unsere Körpertemperatur konstant bei 37 °C liegt. Außerdem liefert die Nahrung den nötigen »Brennstoff« für unsere Nervenzellen, damit diese einwandfrei funktionieren.

WAS IST EINE KALORIE?

Wie viel Energie (Brennwert) in einem Nahrungsmittel steckt, kann gemessen und berechnet werden. Die Maßeinheit dafür ist die **Kilokalorie** (kcal) bzw. das **Kilojoule** (kJ). 1 kcal entspricht der Energiemenge, die nötig ist, um 1 Liter Wasser um 1 °C zu erwärmen. Da meist mit Kalorien gerechnet wird, wurde in den Tabellen auf Jouleangaben verzichtet. Wer dennoch die Kilojoule bestimmen möchte, multipliziert einfach die Kilokalorien-Angabe mit 4,184. Vereinfacht gilt: 1 kcal = 4 kJ.

Die wichtigsten Energielieferanten

Die drei Grundnährstoffe Kohlenhydrate, Eiweiß (auch Proteine genannt) und Fett haben im Körper unterschiedliche Funktionen. **Kohlenhydrate** liefern schnell verfügbare Energie. Es gibt zwei Formen: Einfachzucker und Mehrfachzucker. Einfachzucker wie der klassische Haushaltszucker wird sehr schnell aufgenommen. Die Stärke (Mehrfachzucker), z. B. in Vollkornprodukten enthalten, gelangt langsamer ins Blut und liefert meist zusätzlich wertvolle Ballaststoffe. **Eiweiß** besteht aus 20 Aminosäuren, von denen acht lebensnotwendig sind. Diese müssen mit der Nahrung zugeführt werden, da sie vom Körper nicht aufgebaut werden können. **Fett** ist notwendig für die Aufnahme der fettlöslichen Vitamine A, D, E und K und versorgt den Körper mit den unentbehrlichen einfach und mehrfach ungesättigten Fettsäuren. Werden die Grundnährstoffe im Stoffwechsel verbrannt, liefern sie unterschiedliche Mengen an Energie (Brennwert). Die folgende Tabelle zeigt, welche Funktionen die Grundnährstoffe hauptsächlich im Körper erfüllen und wie viele Kalorien pro Gramm enthalten sind.

Nährstoff	Wichtigste Funktionen im Körper	Energie pro Gramm
Kohlenhydrate	Energielieferant	4 kcal
Eiweiß (Proteine)	Grundbaustein für Zellen von Muskeln, Sehnen, Knorpeln, Hormonen und Enzymen	4 kcal
Fett	Energielieferant und -speicher; Körperbaustoff; Wärmeisolator; Träger fettlöslicher Vitamine; Ausgangssubstanz weiterer biologischer Verbindungen	9 kcal

Warum machen zu viele Kalorien dick?

Unser Körper kann überflüssige Energie nicht einfach wieder ausscheiden wie etwa Wasser. Essen wir also mehr, als wir für Atmung, Muskelbewegungen oder Zellbaustoffe benötigen, wandelt unser Körper dieses Zuviel in Körperfett um. Diese Fettpölsterchen sind von der Natur als Energiespeicher für Notzeiten eingerichtet worden. Doch bei unserer heutigen Lebensweise machen uns zu viele Kalorien dick und auf lange Sicht auch krank.

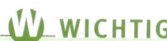 **WICHTIG**

Fett sinnvoll sparen lohnt! Entscheidend für die Entstehung von Übergewicht ist die Gesamtmenge der aufgenommenen Nahrungsenergie – also Kohlenhydrate, Eiweiß und Fett zusammen. Da der Brennwert von Fett mit 9 kcal pro Gramm mehr als doppelt so hoch ist wie der von Kohlenhydraten oder Eiweiß (4 kcal), können durch die Reduzierung des Fettanteils die meisten Kalorien eingespart werden.

Vorsicht Alkohol: Zu viel Alkohol ist nicht nur ungesund, er ist auch verantwortlich für so manchen »Bierbauch«. Der Grund: Mit rund 7 kcal pro Gramm hat Alkohol mehr Energie als Kohlenhydrate oder Eiweiß.

Der tägliche Energiebedarf

Der tägliche Kalorien- beziehungsweise Energiebedarf eines Menschen setzt sich aus Grundumsatz, Arbeitsumsatz und der erhöhten Wärmeproduktion im Körper nach der Verdauung bestimmter Lebensmittel zusammen.

1. Der **Grundumsatz** ist die Energiemenge, mit der das Leben in Ruhestellung erhalten wird. Er ist abhängig von Alter, Geschlecht, Gewicht, Größe und dem Anteil des Fettgewebes an der Körpermasse. Männer haben weniger Fettgewebe als Frauen und damit einen höheren Grundumsatz. Im Laufe des Lebens verringert sich der Grundumsatz, weil wir mit dem Alter auf ganz natürliche Weise das eine oder andere Gramm Fett zunehmen. Ältere Menschen haben aus diesem Grund einen geringeren Grundumsatz als jüngere.

BEISPIELE FÜR DEN GRUNDUMSATZ

Frau,	20 Jahre alt, 60 kg schwer:	1390 kcal/Tag
Frau,	65 Jahre alt, 55 kg schwer:	1170 kcal/Tag
Mann,	20 Jahre alt, 74 kg schwer:	1820 kcal/Tag
Mann,	65 Jahre alt, 68 kg schwer:	1410 kcal/Tag

2. Der **Arbeitsumsatz** ist die Energiemenge, die der Körper für jede Form von Betätigung braucht. Wer im Beruf oder in der Freizeit körperlich aktiv ist, also seine Muskeln einsetzt, hat einen höheren Arbeitsumsatz als jemand, der tagsüber am Schreibtisch sitzt und es sich abends vor dem Fernseher gemütlich macht. Die Zusammenstellung auf Seite 13/14 zeigt Ihnen, wie viel zusätzliche Energie Sie für bestimmte Tätigkeiten aufbringen müssen.

3. Durch die **erhöhte Wärmeproduktion** nach der Verdauung geht dem Körper ein Teil des Nahrungsbrennwerts verloren: Die aus der Nahrung gewonnene Energie muss im Körper transportiert und gespeichert werden. Dabei entsteht Wärme, also Energie, die der Körper nicht für den Stoffwechsel oder die Muskelarbeit verwenden kann. Dieser Verlust beträgt aber nur 8 bis 10 Prozent der zugeführten Energie und ist von eher geringer Bedeutung.

Alle drei Werte zusammen ergeben den persönlichen Gesamtenergiebedarf. Wie hoch dieser im Einzelfall ist, hängt nicht nur von Alter, Geschlecht, Größe, Gewicht usw. ab, sondern vor allem auch von der körperlichen Aktivität (dem Arbeitsumsatz). Wie viel Energie sollte man also am Tag zu sich nehmen? Die Tabelle auf Seite 12 zeigt Ihnen die Richtwerte – je nach der durchschnittlichen körperlichen Aktivität in verschiedenen Berufen.

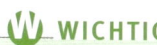 **WICHTIG**

Diese Werte gelten für Personen mit einem normalen Gewicht (siehe BMI Seite 15). Bei Über- oder Untergewicht sollte man entsprechend weniger oder mehr Energie zu sich nehmen. Durch regelmäßiges Wiegen kann hier der tatsächliche, genaue Energiebedarf festgestellt werden.

Richtwerte für die durchschnittliche Energiezufuhr

Für männliche (m) und weibliche (w) Personen mit Normalgewicht und entsprechender körperlicher Aktivität gelten die Richtwerte, die in der Tabelle auf der folgenden Seite zusammengefasst sind. Dabei wird unterschieden nach der überwiegenden Tätigkeit im Berufsalltag und in der Freizeit, da diese Einfluss auf den Energiebedarf hat.

Sportler und körperlich schwer Arbeitende brauchen mehr Energie

Wer 4- oder 5-mal die Woche 30 bis 60 Minuten Sport macht, darf je nach Alter und Geschlecht täglich 350–550 kcal mehr aufnehmen. Bei weniger Sport ist ein Plus an Energie meist nicht notwendig.
Ein Mann mit einem körperlich anstrengenden Beruf benötigt etwa 3500 kcal am Tag, würde er dagegen nur am Computer sitzen, reichten ungefähr 2400 kcal.

Altersgruppe	kcal/Tag		kJ/Tag	
	m	w	m	w
Säuglinge und Kinder mit mittlerer körperlicher Aktivität				
Säuglinge				
0–3 Monate	500	450	2 000	1 900
4–12 Monate	7050	700	3 000	2 900
Kinder				
1–3 Jahre	1 100	1 000	4 700	4 400
4–6 Jahre	1 100	1 000	4 700	4 400
7–9 Jahre	1 100	1 000	4 700	4 400
10–12 Jahre	1 100	1 000	4 700	4 400
13–14 Jahre	1 100	1 000	4 700	4 400
Jugendliche und Erwachsene mit ausschließlich sitzender Arbeit (Büroangestellte, Feinmechaniker) und wenig oder keiner anstrengenden Freizeitaktivität				
15–18 Jahre	2 500	2 000	10 600	8 500
19–24 Jahre	2 500	1 900	10 600	8 100
25–50 Jahre	2 400	1 900	10 200	7 800
51–64 Jahre	2 200	1 800	9 200	7 400
65 Jahre und älter	2 000	1 600	8 300	6 900
Jugendliche und Erwachsene mit überwiegend gehender und stehender Arbeit (Verkäufer, Handwerker, Hausfrauen)				
15–18 Jahre	3 300	2 600	13 700	11 900
19–24 Jahre	3 300	2 500	13 700	10 400
25–50 Jahre	3 100	2 400	13 100	10 100
51–64 Jahre	2 800	2 300	11 900	9 500
65 Jahre und älter	2 500	2 100	10 600	8 800
Zuschläge für Schwangere und Stillende				
Schwangere	+ 225		+1 100	
Stillende bis einschl. 4. Monat	+636		+2 700	

Quelle: Referenzwerte für die Nährstoffzufuhr, Deutsche Gesellschaft für Ernährung, DGE (2000)

So viele Kalorien verbrauchen Sie bei verschiedenen Tätigkeiten

Die Tabelle zeigt Ihnen, wie viele Kalorien Ihr Körper bei verschiedenen Tätigkeiten verbraucht – es muss gar nicht immer Sport sein, man kann auch mit den Kindern im Garten toben. Die Durchschnittswerte beziehen sich auf ein Körpergewicht von 65 kg und einen Zeitraum von 15 Minuten. Je nachdem, wie intensiv Sie sich bewegen, können sich die vorgegebenen Werte verändern. So ist beispielsweise Ihr Kalorienverbrauch höher, wenn Sie schneller als 15 km/h Rad fahren. Und auch wer schwerer ist, verbraucht automatisch mehr Kalorien.

Tätigkeit	Kalorienverbrauch in 15 Min.	Tätigkeit	Kalorienverbrauch in 15 Min.
Grundtätigkeit		Auto waschen	40
Treppen steigen	125	Bügeln	37
Spazieren gehen	42	Einkaufen	37
Schreiben	29	Backen	35
Schreiben am Computer	27	Nähen	32
Ruhig stehen	24	Sport und Freizeit	
Sitzen	21	Joggen (17 km/h)	293
Liegen	16	Squash spielen	207
Haushalt und Gartenarbeit		Joggen (12 km/h)	205
Rasen mähen	110	Inlineskaten	195
Schnee schippen	98	Bergsteigen	188
Hecke schneiden	75	Joggen (11 km/h)	188
Rasen rechen	70	Klettern	179
Wohnung putzen	60	Fahrrad fahren (25 km/h)	167
7 kg tragen	57	Judo kämpfen	163
Staubsaugen	57	Seilspringen, moderat	163
Fenster putzen	50	Brustschwimmen	158
Streichen, tapezieren	49	Skilanglaufen (10 km/h)	150
Kochen	44		
Blumen gießen	41	Trainieren am Stepper	146

Tätigkeit	Kalorienverbrauch in 15 Min.	Tätigkeit	Kalorienverbrauch in 15 Min.
Bergwandern mit Skiern	140	Skifahren alpin	96
Mountainbike fahren	138	Badminton spielen	95
Stepaerobic	138	Fahrrad fahren (Heimtrainer, 100 Watt)	89
Joggen (9 km/h)	136	Lateinamerikanisch tanzen	88
Basketball spielen	135	Golf spielen	83
Beachvolleyball spielen	130	Kajak fahren	81
Nordic Walking	130	Skateboard fahren	81
Schneeschuhwandern	130	Schnorcheln	81
		Tischtennis spielen	66
Seilspringen, langsam	130	Gymnastik machen	65
Fußball spielen	129	Tai Chi machen	65
Bergwandern (5 kg Gepäck)	126	Schlagzeug spielen	65
		Trampolin springen	65
Walking	125	Mit Kindern spielen	65
Bergwandern ohne Gepäck	119	Wassergymnastik machen	65
Fahrrad fahren (Heimtrainer, 150 Watt)	114	Angeln	60
		Standardtänze tanzen	50
Schlitten fahren	114	Volleyball spielen	50
Schlittschuh laufen	114	Bowling	49
Trainieren am Rudergerät (100 Watt)	114	Gewichte heben (moderat)	49
		Frisbee spielen	49
Tennis spielen	107	Stretching	41
Reiten (Trab)	104	Yogaübungen machen	41
Aerobic	98	Billard spielen	41
Gewichte heben (schwer)	98	Klavier spielen	39
		Motorrad fahren	38
Fahrrad fahren (15 km/h)	98	Flöte spielen	35
Schwimmen, moderat	98	Akkordeon spielen	32

Quelle: The Compendium of Physical Activities Tracking Guide, Ainsworth BE (2002)

Welches ist Ihr optimales Gewicht?

Diese Frage kann man kaum allgemein verbindlich beantworten, denn das Körpergewicht ist von vielen Faktoren abhängig. Der Körperbau und die Körperzusammensetzung, etwa der Muskel- und der Fettanteil, spielen hier eine wichtige Rolle und diese sind bei jedem Menschen unterschiedlich ausgeprägt. Trotzdem gibt es Richtwerte, mit denen man sein eigenes Gewicht beurteilen kann. Der Body-Mass-Index (BMI) wird nach wie vor am häufigsten verwendet.

Body-Mass-Index (BMI)

Wie steht es mit Ihrem Gewicht? Diese Frage beantwortet Ihnen der Wert, den Sie mit der Formel des Body-Mass-Index (übersetzt etwa Körper-Masse-Index) ausrechnen können. Teilen Sie einfach Ihr Gewicht durch Ihre Körpergröße zum Quadrat.

🌱 WICHTIG

$$BMI = \frac{\text{Körpergewicht in kg}}{(\text{Körpergröße in m})^2}$$

Beispiel: Eine Frau wiegt 62 kg und ist 1,67 Meter groß. Ihr BMI beträgt etwa 22.

$$BMI = \frac{62}{(1,67 \times 1,67)} = 22,2$$

Dieser Wert sagt aus, dass die Frau normalgewichtig ist, wie die folgende Übersicht zeigt.

Was sagt der BMI aus?

Die folgende Tabelle gibt Ihnen einen Anhaltspunkt, wie es um Ihr Gewicht steht – je nach Ihrem persönlichen BMI. Hier sehen Sie, ob Ihr Gewicht im Normalbereich liegt oder ob Sie lieber ein paar Pfunde abnehmen sollten.

Gewichtsklasse	BMI für Männer	BMI für Frauen
Untergewicht	unter 20	unter 19
Normalgewicht	20–25	19–24
Leichtes Übergewicht	25–30	24–30
Fettsucht	30–40	30–40
Extreme Fettsucht	über 40	über 40

Untergewicht – etwas mehr darf's sein

Auch wenn Sie nicht das Gefühl haben, zu dünn zu sein, sollten Sie versuchen, ein wenig zuzunehmen. Denn nicht nur ein Zuviel, sondern auch ein Zuwenig auf der Waage kann durchaus gesundheitliche Gefahren bergen.

Normalgewicht – alles im grünen Bereich

Herzlichen Glückwunsch, wenn Ihr BMI im Bereich des Normalgewichts liegt. Sie müssen sich um Ihr Gewicht keine großen Gedanken machen. Essen Sie weiterhin abwechslungsreich und achten Sie auf genügend körperliche Aktivität.

Leichtes Übergewicht – eigentlich kein Problem

Wenn Sie leichtes Übergewicht haben (BMI 24–30 für Frauen; BMI 25–30 für Männer), ansonsten aber gesund sind, sich in Ihrem Körper wohl fühlen und mit Ihrer

Figur zufrieden sind, dann besteht aus medizinischer Sicht kein Grund abzunehmen. Und bedenken Sie: Übergewicht ist zu einem großen Teil Veranlagung, die einem in die Wiege gelegt wird, so dass nicht nur falsche Ernährungsgewohnheiten dafür verantwortlich sind. Dazu kommt, dass das Körpergewicht im Alter von Haus aus leicht ansteigt. Ein ganz natürlicher Vorgang: Die Muskelmasse nimmt dabei ab, die Menge des Fettgewebes leicht zu.

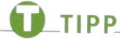 **WICHTIG**

Vererbung sollten Sie aber nicht als Entschuldigung für maßloses Essen nehmen. Mit körperlicher Aktivität und sinnvoller Nahrungsmittelauswahl ist es leicht möglich, ein paar Pfunde zu verlieren.

Leichtes Übergewicht – hier sollten Sie abnehmen

Falls bei Ihnen eine Krankheit wie zum Beispiel Diabetes, Bluthochdruck oder eine Fettstoffwechselstörung vorliegt oder Sie aus familiären Gründen für eine dieser Krankheiten vorbelastet sind, ist es ratsam, das Gewicht zu reduzieren. Leichtes Übergewicht kann in diesen Fällen Ihre Gesundheit gefährden, mögliche Folgen können Herz-Kreislauf-Beschwerden, Arterienverkalkung, Herzinfarkt oder Schlaganfall sein. Bei leichtem Übergewicht genügt es in der Regel, ein paar Gewohnheiten zu ändern, zum Beispiel auf die Chips vor dem Fernseher zu verzichten.

TIPP

Bestimmen Sie im Zweifelsfall zusammen mit Ihrem Arzt das Gewicht, das Sie entweder halten oder erreichen sollten, damit Sie gesund bleiben und sich wohl fühlen.

Fettsucht – Abnehmen dringend erforderlich

Bei einem BMI über 30 sollten Sie unbedingt einen Arzt aufsuchen. Um gesundheitliche Probleme zu vermeiden, ist es notwendig, das Gewicht in den Griff zu bekommen – und dazu ist professionelle Hilfe erforderlich.

So essen Sie gesund

Vielseitig, aber nicht zu viel

So lautet die einfache Grundregel für eine gesunde Ernährung, das heißt:

- Die Grundnährstoffe Kohlenhydrate, Eiweiß und Fett sollten Sie in einem ausgewogenen Verhältnis zu sich nehmen.
- Essen Sie so abwechslungsreich wie möglich, dann stimmt die Versorgung mit Ballaststoffen, Mineralstoffen, Vitaminen und sonstigen Vitalstoffen.
- Essen Sie gerade so viel, dass Sie Ihr Normalgewicht halten.

Die Grundnährstoffe im harmonischen Verhältnis

Kohlenhydrate (50 % der Gesamtkalorien)

Essen Sie reichlich frisches Obst und Gemüse (am besten fünf Portionen am Tag), Kartoffeln, Hülsenfrüchte, Getreideflocken, Reis, Brot und Nudeln, um Ihren Kohlenhydratbedarf zu decken.

Ballaststoffe zählen ebenfalls zu den Kohlenhydraten. Vor allem Vollkornprodukte wie Brot, Nudeln und Reis enthalten viele Ballaststoffe, die für einen reibungslosen Stuhlgang, einen gesunden Darm und normale Blutfettwerte sorgen. Da sie gut sättigen, helfen sie zudem beim Kaloriensparen.

Eiweiß (10 % der Gesamtkalorien)

Essen Sie ⅔ pflanzliches Eiweiß, zum Beispiel Linsen, Haferflocken, Vollkornbrot, Kartoffeln, Reis, und ⅓ tierisches Eiweiß, zum Beispiel Fleisch, Fisch, Milch, Käse, Eier. Empfehlenswert ist die Kombination, zum Beispiel Kartoffeln mit Ei. Greifen Sie bei tierischen Produkten am besten zu den fettarmen Varianten, um weniger gesättigte Fettsäuren und Cholesterin aufzunehmen.

Fett (nicht mehr als 30 % der Gesamtkalorien)

Fetthaltige Lebensmittel schnell gefunden: In der Tabelle sind alle Lebensmittel mit einem Fettgehalt über dieser 30-Prozent-Grenze mit »F« gekennzeichnet.

Vorsicht vor versteckten Fetten in fetten Käsesorten, Fleisch- und Wurstwaren sowie Soßen, Cremes, Torten, Gebäck und Süßigkeiten.

»Light« ist nicht immer kalorienarm! Diese Produkte sind zwar im Fettgehalt herabgesetzt, was aber nicht automatisch heißt, dass sie weniger Kalorien haben. Ein Blick auf das Etikett hilft hier weiter. Bevorzugen Sie stattdessen Produkte, die von Natur aus leicht sind, zum Beispiel Getreide, Kartoffeln, Obst, Gemüse und fettarme Milchprodukte und bereiten Sie diese zu Hause möglichst fettarm zu. Paniertes und Frittiertes sollte nur selten auf den Teller kommen.

Essen Sie von morgens bis abends bewusst

Das Frühstück: Hier eignen sich Müsli, Obst, Vollkornbrot mit etwas Quark, Käse oder Wurst. Frühstücksmuffel sollten nicht bis mittags nüchtern bleiben, sondern sich eine leichte Zwischenmahlzeit gönnen.

Zwischenmahlzeiten sind besonders sinnvoll, wenn dabei vor allem Obst oder Milchprodukte wie Joghurt oder Quark gegessen werden. So werden Leistungsabfall und das Aufkommen von Heißhunger, bei dem man meist sehr unkontrolliert isst, verhindert. Aber Vorsicht: Sie sollten trotzdem über den Tag verteilt nicht mehr essen, als Sie an Energie benötigen. Und wer bei jeder Mahlzeit dazu neigt, mehr zu essen als nötig, sollte sich lieber konsequent an die drei Hauptmahlzeiten halten.

Das Abendessen sollte eher leicht und nicht zu üppig sein, weil abends die Verdauung herabgesetzt ist. Rohkost und Salate bei Verdauungsproblemen lieber mittags verzehren und abends stattdessen gedünstetes Gemüse essen.

DARAUF SOLLTEN SIE ACHTEN

- Gedankenloses In-sich-Hineinstopfen von Knabberzeug und Süßigkeiten (zum Beispiel beim Fernsehen) sollten Sie unbedingt vermeiden.
- Essen Sie immer bewusst und achten Sie stets darauf, dass auf Ihrem Speisezettel möglichst oft frischer Salat sowie knackiges Gemüse und Obst stehen – nicht nur zu Hause, sondern auch im Restaurant.
- Informieren Sie sich über den Energiewert Ihrer Nahrung mit Hilfe von Klevers Kompass Kalorien & Fette. Wer bewusst isst, kann besser genießen und weiß, wann sein Körper genug hat.
- Bevorzugen Sie die fettsparenden Zubereitungsarten Dämpfen, Dünsten, Grillen und Kochen, und braten Sie nur gelegentlich in einer beschichteten Pfanne mit wenig Fett.

Maße/Zeichenerklärungen

Gebräuchliche Maße

1 Liter (l)	= 100 cl = 1000 ml = 1 kg
0,1 l	= 10 cl = 100 ml = 100 g
1 TL = 1 Teelöffel	= ca. 5 g Flüssigkeit
	= 5 g fester Stoff
1 EL = 1 Esslöffel	= 15–20 g Flüssigkeit
	= 10–20 g fester Stoff
3 TL = 1 EL	
1 Suppenteller	= 250 ml = 16 EL
1 Maß-Tasse	= 125 ml = 8 EL
1 Tasse bis zum Rand gefüllt	= 150 ml
1 Schnapsglas	= 2 cl
1 Cocktailglas = 1 Südweinglas	= 5 cl
1 Sektglas	= 0,1 l = 10 cl = 100 ml
1 Mineralwasser- oder Obstsaftglas	= 0,2 l
0,25 l Soße, Beutel oder hausgemacht	= 250 ml

Häufig verwendete Lebensmittel

Dickflüssiges wie Crème fraîche oder Ketchup	1 EL = 25 g	Leinsaat, Sesam, Sonnenblumenkerne	1 EL = 15 g
Getreide, ganz	1 EL = 20 g	Mayonnaise	1 EL = 30 g
Kokosraspeln, gehackte Nüsse	1 EL = 10 g	Öl	1 EL = 10 g
Konfitüre	1 EL = 10 g	Relish oder Püree	1 EL = 40 g
		Sahne	1 EL = 10 g

Die Mengenangaben für Tee- und Esslöffel beziehen sich immer auf gestrichene Löffel!

Brot, 1 Scheibe	= 40 g	Puddingpulver, nach Anweisung zubereitet	
Kastenkuchen oder Rodon	= 16 Stücke		
Obstkuchen	= 12 Stücke		= 4 Portionen = 0,5 l

Weitere Abkürzungen

TK	= tiefgekühlt	E	= viel Eiweiß – bevorzugt essen
FP	= Fertigprodukt	F	= viel Fett – vorsichtig essen
BM	= Backmischungen und Kuchenmehle, nach Anweisung zubereitet	K	= viele Kohlenhydrate – überlegt essen
i. D.	= im Durchschnitt	M	= viele Mineralstoffe – bevorzugt essen
s. a.	= siehe auch	V	= viele Vitamine – bevorzugt essen
Nw	= Nährwert	B	= Ballaststoffe – gezielt essen
kcal	= Kilokalorie	kalo-arm	= kalorienarm
St.	= Stück	Port.	= Portion
Pkg.	= Packung	+	= nur in Spuren vorhanden
getr.	= getrocknet	*	= keine Angaben verfügbar

Nahrungsmittel und Getränke von A bis Z

Werte ohne zusätzlichen Hinweis beziehen sich auf 100 Gramm verzehrbaren Anteil

Lebensmittel (verzehrbarer Anteil)	Kilo- kalorien	Fett	Nährwert
	kcal	g	
Aachener Pflümli Pflaumenmus, *Zentis*, 1 TL	20	+	K
Aachener Printen, 1 St., 20 g	86	4	K
Aal	281	24,5	F
Aal, geräuchert	329	28,6	F
Aal in Gelee, 1 Würfel	220	18	F
ABC, *Bahlsen*	385	1	K
ACE-Drink, *Müller*	54	+	V
ACE-Drink, Vitality, *Milram*	52	0,3	K
Acerola	16	0,2	V
Acerolate, *Donath*	65	0,3	V
Aceto Balsamico bianco Basilico, *Johann Lafer*	121	0	K
Aceto Balsamico di Modena, *Hengstenberg*	104	0	K
Ackersalat	14	0,4	MV
Actimel, Classic zum Löffeln, *Danone*	88	2,9	K
Actimel Drink, i. d. Flasche, *Danone*, i.D.	72	1,6	K
Actimel Drink Him- beere, i. d. Flasche, *Danone*	29	0,1	K
Activia, Ananas, 0,1 %, *Danone*, 1 Becher	82	0,1	K

Lebensmittel (verzehrbarer Anteil)	Kilo- kalorien	Fett	Nährwert
	kcal	g	
Activia, Diät, *Danone*, 1 Becher	84	3,6	K
Activia, natur, *Danone*, 1 Becher	86	4	K
Activia, natur, 0,1 %, *Danone*, 1 Becher	58	0,1	K
Activia, Pflaume, *Danone*, 1 Becher	110	3,2	K
Afrika, Vollmilch, *Bahlsen*	517	29	FK
After Eight, 1 Täfelchen	35	1	K
After Eight Biscuits, 1 St.	26	1	K
After Eight My Favourite, 1 St.	40	3	K
Agnolotti, TK, *Eismann*	196	4	
Ahorn-Creme, *Granovita*, 1 TL	17	0	K
Ahornsirup, 1 EL	48	0	K
Aioli, *Nadler*	691	75	F
Aioli Sauce	201	20	F
Ajvar, feurig, *Kattus*	79	4,5	FK
Akee (Aki, Akipflaume)	218	20	V
Akora, Edelherb, *Bahlsen*	373	11	FK
Akora, Vollmilch, *Bahlsen*	378	11	FK

Lebensmittel (verzehrbarer Anteil)	Kilo-kalorien kcal	Fett g	Nährwert
Alaska Seelachs-scheiben in Öl, *Nadler*	150	8	E
Alaska-Seelachs in Senfsoße, TK, *Bofrost*	94	4,7	E
Alaska-Seelachsfilet, TK, *Eismann*	77	1	E
Alaska-Seelachsfilet in heller Kräutersauce, *Du darfst*, 1 Port.	203	4	EK
Ale, engl. Bier, 0,2 l	96	0	
Alexander-Cocktail, 5 cl	133	5	
Algen	35	0,9	MV
Algen in Pulverform	265	7	E
Alkoholfreies Bier, 0,33 l, i.D.	83	0	
All-Bran Plus, 40 g + 125 ml fettarme Milch, *Kellogg's*	169	3	K
Allgäuer Schmelz-käse, 45 % Fett i. Tr.	270	24	EF
Allgäuer Speise-quark-Zubereitung, 0,2 % Fett, *Ehrmann*	57	0,2	E
Allgäuer Speise-quark-Zubereitung, 20 % Fett, *Ehrmann*	86	3,7	EF
Allgäutaler Viereck-hartkäse, *Zott*	369	29	EF
Allgäutaler Viereck-hartkäse, leicht, *Zott*	298	18	EF
Almi Drink, i.D.	42	0,1	K
Almighurt, 0,1 % Fett, *Ehrmann*	72	0,1	K
Almighurt Frucht-joghurt, *Ehrmann*	110	2,8	K
Almighurt Molke-drink, *Ehrmann*	47	0,1	K

Lebensmittel (verzehrbarer Anteil)	Kilo-kalorien kcal	Fett g	Nährwert
Almighurt Schoko, *Ehrmann*	128	4	K
Aloe-vera Sensitiv-Drink, *Emmi*	70	1,1	K
Aloe-vera Sensitiv-Joghurt, *Emmi*	80	1,1	K
Alpenländer Käsecreme-Suppe, *Knorr*, 1 Port.	154	11	F
Alpenmädel, *Ehrmann*	90	1,2	K
Alpenmilch Schoko-creme, *Zentis*	548	33	FK
Altbier, 0,33 l	142	0	
Altbier, Diät, 0,33 l	135	0	
Altmeister Kräuter-Vollwürz-Essig, *Hengstenberg*	18	0	
American Pasta Dream, Noodles & Salsa, *Maggi*, 1 Pkg.	648	12	FK
Americano, 8 cl	116	0	
American-Pancake-Teig in der Shaker-flasche, *Mondamin*, 1 Pkg.	969	14	EK
Amerikaner, *Kamps*, 1 St.	333	5,1	FK
Amicelli, *Masterfoods*, 1 St.	33	1,8	FK
Ammerländer Schinken	390	30	F
Ananas	55	0,2	V
Ananas, Glas, *Natreen*	36	0,4	K
Ananas, kandiert	263	0	K
Ananas Dessert-stücke, Libbys Obst-konserven, *Nestlé*	75	0,1	K

Lebensmittel (verzehrbarer Anteil)	Kilo- kalorien	Fett	Nährwert
	kcal	g	
Ananas in Scheiben, Libbys Obstkonserven, *Nestlé*	62	0,1	K
Ananasbowle, 0,2 l	216	0	
Ananaskompott	97	0,3	
Ananas-Kraut Mildessa, *Hengstenberg*	38	0,9	B
Ananassaft, *Donath*	54	0	V
Ananassaft, gesüßt, Dose, 0,2 l	112	0,9	K
Ananassaft, ungesüßt, Dose, 0,2 l	94	0,9	K
Ananas-Sauerkraut, *Kühne*	34	0,3	B
Anchovisfilet, 1 St.	5	0,1	
Anchovispaste, 1 TL	20	0,1	
Anguilotti	209	24	F
Anisettelikör, 2 cl	75	0	
Anisplätzchen, 1 St.	20	0,4	K
Anisschnaps, 2 cl	41	0	
Anonen (Cherimoya)	63	0,3	V
Antipasti Artischocken, *Nadler*	89	5	F
Antipasti getrocknete Tomaten, *Nadler*	69	5	F
Antipasti im Glas, *Kühne*, i.D.	56	3	F
Antipasti Meeresfrüchte, *Nadler*	174	8,7	E
Apfel, 1 St., 150 g	81	0,9	V
Apfel, getr.	255	1,6	BK
Apfel, getr., 1 Ring, 10 g	26	0,2	BK
Apfel-Cassis Fruchtprickler, *Granini*	26	0,1	K
Apfel-Dinkel-Kuchen, TK, Bio, *Coppenrath & Wiese*	257	14,8	FK

Lebensmittel (verzehrbarer Anteil)	Kilo- kalorien	Fett	Nährwert
	kcal	g	
Apfelessig, Obstessig Biosur, *Hengstenberg*	18	0	
Apfelessig-Drink, *Müller*, 500 ml	245	0,5	
Apfelgelee, 1 TL	26	+	K
Apfel-Johannisbeer-Schorle, *Vitaborn*	33	0,1	K
Apfel-Kirsche Naturelle, *Hohes C*	25	0,1	K
Apfelkompott, *Natreen*	39	0,1	K
Apfelkraut, Rheinisches	286	0	K
Apfelkraut, Rheinisches, 1 TL	29	0	K
Apfelkren, 1 EL	30	+	
Apfelkuchen, Alt-Böhmischer, *Coppenrath & Wiese*, 1 St.	238	8,8	FK
Apfel-Limonen-Schorle, *Vitaborn*	25	0,1	K
Apfel-Mangosaft, *Voelkel*	51	0,2	V
Apfel-Maracuja, *Vitaborn*	43	0,1	K
Apfelmus, Glas, *Natreen*	47	1,4	K
Apfelringe, *Alnatura*	264	1,6	K
Apfelrotkohl, TK, *Eismann*	61	1	K
Apfelrotkohl mild, Glas, *Hengstenberg*, Bio	52	0,1	K
Apfelsaft, 0,2 l	96	+	V
Apfelsaft, naturtrüb, 0,2 l	96	0,1	V
Apfelsaftschorle, *Lift*, 0,2 l	50	+	K
Apfelschnaps, 2 cl	63	0	

Lebensmittel (verzehrbarer Anteil)	Kilo-kalorien	Fett	Nährwert
	kcal	g	
Apfelsine, 1 St., 150 g	63	0,3	V
Apfelsine	42	0,2	V
Apfelsinenschale, gerieben, 1 TL	2	0	
Apfelstrudel	230	12	K
Apfel-Trauben-Diätnektar, *Hipp*	23	0	M
Apfelwein, 0,25 l	113	*	
Apfel-Zimt-Kuchen, *Coppenrath & Wiese*	236	11,1	FK
Apfel-Zimt-Loops, *Kellogg´s*, 30 g	111	0,8	K
Apfel-Zitrone, Naturelle, *Hohes C*	23	0,1	K
Appenzeller Käse, 50 % Fett i. Tr.	386	31,6	F
Appenzeller Käse, 50 % Fett i. Tr., 20 g	77	6,3	F
Apricot Brandy, 2 cl	61	0	
Aprikose	43	0,1	MV
Aprikose, 1 St., 50 g	22	+	MV
Aprikose, getr.	240	0,5	BK
Aprikose, getr., 25 g	60	0,1	BK
Aprikose, Glas, *Natreen*	28	0,1	MV
Aprikose, kandiert	257	0	K
Aprikose halbe Frucht, Libbys Obstkonserven, *Nestlé*	68	0,1	K
Aprikosenfruchtaufstrich, Diät, *Schneekoppe*	165	0,1	K
Aprikosengeist, 2 cl	50	0	
Aprikosenkompott, *Natreen*	48	0,7	K
Aprikosenkonfitüre mit Fruchtzucker, kalo-arm, *Lihn*, 1 TL	17	+	K

Lebensmittel (verzehrbarer Anteil)	Kilo-kalorien	Fett	Nährwert
	kcal	g	
Aprikosennektar	60	0,1	K
Aprikosentorte mit Rührteig	220	9	FK
Aquavit, 43 %, 2 cl	48	0	
Aranca-Cremespeise, *Dr. Oetker*, 1 Port.	91	0,6	K
Ardennen-Schinken	264	10	F
Armagnac, 40 %, 2 cl	44	0	
Aromat Universal, *Knorr*	170	4	
Aromen, *Dr. Oetker*, 1 Fläschchen	25	0	
Arrak, 38 %, 2 cl	46	0	
Arrak-Aroma, 1 Fläschchen	4	0	
Arrowroot (Pfeilwurzelmehl), 1 TL	17	0,1	K
Artischocke, 1 St., 200 g	44	0,2	V
Artischockenboden, Konserve	16	0	V
Artischockenherzen	56	0,1	V
Äsche	90	4	EF
Asia Chop Suey, *Maggi*, 1 Pkg.	345	4,8	K
Asia Nudel Snack, *Maggi*, 1 Pkg.	237	1	K
Asia Wok-Mix, TK, *Iglo*	59	2,8	K
Asia-Knusperente, TK, *Eismann*	195	15	EF
Asian Chili Sauce, *Develey*	218	1,2	K
Asia-Sauce süß-sauer, *Naturata*	120	0,4	K
Asiatische Kohlsuppe, *Erasco*	20	0,6	B
Aspikpulver, 1 Pkg., 10 g	34	0,1	E

Lebensmittel (verzehrbarer Anteil)	Kilo-kalorien kcal	Fett g	Nährwert
Assugrin	0	0	
Asti Spumante	82	0	
Atemgold, zuckerfrei, *Storck*	235	0,1	K
Aubergine, 1 St., 250 g	42	0,5	M
Aubergine	17	0,2	M
Auflauf-Sahne, *Thomy*	122	10,7	F
Aufschnitt, Käse, *Du darfst*	269	17	EF
Aufschnitt-Pasteten, *Tartex*, 125 g, i.D.	309	30	F
Auslese-Gebäck-mischung Diät, *Schneekoppe*	517	29	FK
Austern, 6 St.	71	1,2	E
Austernpilz	11	0,2	E
Avocado, 1 St., 200 g	442	47	FV
Azora, *Bahlsen*	473	19	K
Baars d'Or, i.D.	345	43	F
Baby Ruth	270	20	F
Babybel, 25 % Fett i. Tr., 20 g	61	5	EF
Bacardi, 38 %, 2 cl	50	0	
Backerbsen	550	35	FK
Backoblaten, *Schwartau*	365	0,8	K
Backobst, gemischt	269	0,8	BK
Backpflaumen	222	0,6	BK
Backpflaumen, 25 g	56	0,2	BK
Backpulver, 1 Pkg.	18	0	
Bacon	857	93	F
Bacon-Würfel, *Herta*	306	28	F
Baguette, 1 St., 150 g	390	1,1	K
Baguette, *3 Pauly*	240	2,8	K
Baguette Bolognese, TK, *Iglo*	225	9	FK
Baguette Champig-non, TK, *Iglo*	215	7	FK

Lebensmittel (verzehrbarer Anteil)	Kilo-kalorien kcal	Fett g	Nährwert
Baguette Knoblauch-Kräuter, TK, *Iglo*	361	17	FK
Baguette Salami, TK, *Iglo*	245	9	FK
Baguette Spinat, TK, *Iglo*	214	6,8	K
Baguette Tomate-Käse, TK, *Iglo*	225	9	FK
Baguettebrötchen, TK, *Coppenrath & Wiese*	255	1,1	K
Baguettebrötchen, TK, *Eismann*, 1 St., 60 g	151	0,6	K
Baileys-Sahne-Schnitte, TK, *Coppenrath & Wiese*	284	16,8	FK
Baiser, 1 St., 25 g	91	0	K
Baked Beans, *Bonduelle*	69	0,6	BK
Balisto Schoko-Korn-Mix, *Mars*, 1 St., 41 g	205	10,5	FK
Balsamicogürkchen Gourmet, *Hengstenberg*	53	0,2	
Bambussprossen	17	0,3	
Bami Goreng, TK, *Frosta*	101	2,9	K
Bami Goreng, TK, *Iglo*	384	4,6	K
Banane, 1 St., 150 g	141	0,3	K
Banane, getr.	326	0,8	BK
Bananenlikör, *Marie Brizard*, 2 cl	65	0	
Barack Palinka, 40 %, 2 cl	50	0	
Barbecue Chips, *Kattus*	500	25	F
Barbecue-Sauce, *Kraft*	92	1,7	K
Bärenpranken Lakritz, *Haribo*	332	0	K

Lebensmittel (verzehrbarer Anteil)	Kilo-kalorien kcal	Fett g	Nährwert
Bärlauch-Creme-suppe, *Erasco*	43	0,3	F
Bärlauchessig, *Hengstenberg*	21	0	
Barsch	81	0,8	E
Baseler Leckerli, 1 St., 25 g	95	2	K
Basilikum & Olive in Keimöl, *Mazola*	820	91	F
Batate	108	0,6	BK
Batatenstärke	356	0	K
Batatenstärke, 1 TL	18	0	K
Batavia-Salat	12	0,2	V
Bauernbrot	212	1,1	BK
Bauernbrot, 1 Scheibe, 40 g	85	0,4	BK
Bauernbrot mit Teff, *3 Pauly*	204	1,8	K
Bauernfrühstück, Das Klassische, FP, *Pfanni*, 1 Pkg.	584	40	FK
Bauernschmaus, TK, *Bofrost*	149	7,9	FK
Baumnuss	666	62	FV
Baumtomate (Tamarillo)	56	0,8	V
Baumtomate (Tamarillo), 1 St., 80 g	45	0,6	V
Bayerngold Becher-Sortiment, *Hofmeister*	324	27	F
Bayerngold Ecken-Sortiment, *Hofmeister*	325	27	F
Bayerngold Quartett-Ecken, Leicht I. u. II., *Hofmeister*, i.D.	203	13	F
Bayerngold Scheiben-Sortiment, *Hofmeister*, i.D.	304	24	F

Lebensmittel (verzehrbarer Anteil)	Kilo-kalorien kcal	Fett g	Nährwert
Beach Cola, *Schöller*, 1 St.	110	0,5	K
Becel, Diät-Halbfett-margarine	360	40	F
Becel, Diät-Halbfett-margarine, 1 EL	36	4	F
Becel, Diät-Margarine 60 %	540	60	F
Becel, Diät-Margarine 60 %, 1 EL	54	6	F
Becel, Diät-Pflanzen-creme	740	82	F
Becel, Diät-Pflanzen-creme, 1 EL	74	8,2	F
Becel, Diät-Pflanzen-fett	900	100	F
Becel, Diät-Pflanzen-fett, 1 EL	90	10	F
Becel, Diät-Pflanzenöl	900	100	F
Becel, Diät-Pflanzen-öl, 1 EL	90	10	F
Béchamel Sauce, *Thomy*	195	19,5	F
Beefsteak-Hack	112	3	E
Beerenauslese, 0,25 l, i.D.	245	0	
Beißkohl	14	0,3	V
Bel Paese, Weich-käse, 60 % Fett i. Tr.	373	30,2	EF
Bel Paese, Weichkäse, 60 % Fett i. Tr., 20 g	75	6	EF
Belegkirschen, echte, *Schwartau*	314	1	K
Belfrutta Auslese, Erdbeere, *Zentis*	254	0,2	K
Belmanda Edel-Marzipan-Happen, *Zentis*	465	27	FK

Lebensmittel (verzehrbarer Anteil)	Kilo-kalorien	Fett	Nährwert
	kcal	g	
Belmanda Edel-Marzipan-Riegel mit Schokolade, *Zentis*	455	25,8	FK
Belmandel Mandel-Nougat-Creme, *Zentis*	551	33,6	FK
Belroyal Gourmet-Fruchtaufstrich, Erdbeere, *Zentis*	210	0,2	K
Bénédictine-Likör, 40 %, 2 cl	50	0	
Bergkäse, 45 % Fett i. Tr., 20 g	77	6	F
Berliner Pfannkuchen, 1 St., ca. 65 g	210	8	FK
Berliner Weiße mit Schuss, 0,33 l	175	0	
Bethmännchen, 1 St.	95	8	FK
Bickbeeren	37	0,6	
Bienenhonig	327	0	K
Bienenhonig, 1 TL	33	0	K
Bienenstich, Mandel-, TK, *Coppenrath & Wiese*	335	19,7	FK
Bier, alkoholfrei, 0,33 l, i.D.	83	0	
Bier, dunkel, 0,5 l, i.D.	185	0	
Bier, hell, 0,5 l, i.D.	195	~0	
Bier, kalorien-reduziert, 0,5 l, i.D.	150	0	
Bierhefe, 1 EL	35	0,6	MV
Bierrettich, 1 St., 200 g	28	0,4	BV
Bierschinken, *Höhenrainer*	156	10	EF
Bierschinken, i.D.	169	11,4	F
Bierwurst, i.D.	232	18,7	F
BiFi, 1 Pkg.	126	11	F

Lebensmittel (verzehrbarer Anteil)	Kilo-kalorien	Fett	Nährwert
	kcal	g	
BiFi Roll, 1 Pkg.	232	16	F
Big Choc, TK, *Natreen*, 1 Port.	138	9,1	FK
Big Mandel, *Bofrost*, 1 St.	352	24	FK
Big Sandwich, *Schöller*, 1 St.	139	6	FK
Bihun-Suppe, TK, *Eismann*, 1 Port.	41	1	
Bio-Aufstrich Cremisso, *Tartex*, i.D., Bio	323	31	F
Biobin, *Tartex*, 1 g	0,3	+	
Bio-Brotaufstrich Bruschetta, *Tartex*, Bio	125	12,1	F
Bioghurt, 0,1 % Fett, *Tuffi*	44	0,1	K
Bioghurt, 3,5 % Fett, *Ehrmann*, 150 g	100	3,3	EF
Bioghurt, 3,5 % Fett, *Tuffi*	66	3,5	K
Bioghurt light, *Ehrmann*	62	1,1	E
Bioghurt Pur, *Ehrmann*	73	3,8	EF
Bioghurt Vollkorn, *Ehrmann*	95	2,7	E
Bio-Gnocchi, *Hilcona*, Bio	174	4,1	K
Bioland Junge Brechbohnen, TK, *Frosta*, Bio	35	0,3	MV
Bioland Junge Erbsen, TK, *Frosta*, Bio	86	0,7	KV
Bioland Karotten, TK, *Frosta*, Bio	28	0,3	MV
Bio-Spätzle, *Hilcona*, Bio	168	1,5	K
Bio-Streich Rucola, *Zwergenwiese*, Bio	315	30,2	F

Lebensmittel (verzehrbarer Anteil)	Kilo-kalorien	Fett	Nährwert
	kcal	g	
Bio-Streich Schnittlauch, *Zwergenwiese*, Bio	360	36	F
Bio-Streich Shiitake, *Zwergenwiese*, Bio	256	23,3	F
Bio-Tortelloni Ricotta-Spinat, *Hilcona*, Bio	222	3,9	K
Bio-Vierkornbrot, *Bösen*, Bio	229	1	BV
Bio-Vollkorn-Müsli, Bio	410	8	BK
Bio-Vollkorn-Reis-Snack, *Schneekoppe*, Bio	386	4	BK
Bircher-Müsli, 50 g mit Milch	230	4	BK
Birkenpilz	18	0,6	MV
Birkhuhn, 1 St.	850	45	EF
Birkhuhn	166	9	EF
Birne, 1 St., 150 g	83	0,5	BV
Birne	55	0,3	BV
Birne, getr.	213	1,8	BK
Birne halbe Frucht, Libbys Obstkonserven, *Nestlé*	61	0,1	K
Birnengeist, 2 cl	60	0	
Birnenkompott, *Natreen*	44	0,1	K
Birnensaft, Trinkgenuss, *Granini*	54	0,2	
bisc& M&M's, *Masterfoods*, 1 Pkg.	760	39,4	FK
bisc& M&M's, *Masterfoods*, 1 St. (27 g)	138	7,3	FK
Biskin, Pflanzencreme, i.D.	738	82	F
Biskin, Pflanzenfett	900	100	F
Biskin, Pflanzenfett, 1 EL	90	10	F

Lebensmittel (verzehrbarer Anteil)	Kilo-kalorien	Fett	Nährwert
	kcal	g	
Biskin, Pflanzenöl	828	92	F
Biskin, Pflanzenöl, 1 EL	82	9,2	F
Biskuitkeks, 1 St.	22	1,4	FK
Biskuit-Kuchen, BM, 1 St.	98	3	K
Biskuitrolle mit Zitronensahne	282	15	FK
Bismarckhering, *Nadler*	104	8	EF
Bistro Baguette Gourmet, *Dr. Oetker*, 1 Port., i.D.	298	13,5	FK
Bitter Lemon, *Schweppes*	52	0	K
Bitter Lemon light, *Schweppes*	7,5	0	
Bittermandelaroma, *Dr. Oetker*, 1 Fläschchen	21	3,1	F
Bitterschokolade	479	30	FK
Black Velvet, 0,2 l	140	0	
Blätter-Brezeln, *Bahlsen*	525	30	FK
Blätterkohl	37	0,9	MV
Blätterteig, gerollt, *Nestlé*, 1 Pkg.	968	60	FK
Blätterteigpastetchen, FP, 1 St.	215	21	FK
Blätterteigteilchen, 1 St.	280	23	FK
Blattgelatine, *Dr. Oetker*, 10 g	35	0	E
Blattspinat Gorgonzola, TK, *Iglo*	95	6,6	FV
Blaubeeren	37	0,6	MV
Blaufelchen	100	3,2	EF
Blaukraut	21	0,2	MV

Lebensmittel (verzehrbarer Anteil)	Kilokalorien kcal	Fett g	Nährwert
Blauschimmelkäse, 60 % Fett i. Tr.	365	33	F
Bleichsellerie	15	0,2	MV
Blockmalz	281	1	K
Blockschokolade	550	32	FK
Bloody Mary	95	0	
Blumenkohl	22	0,3	MV
Blumenkohl, Rahm-, TK, *Iglo*	105	7,6	F
Blumenkohl-Broccolicremesuppe, *Knorr*, 1 Port.	127	8	F
Blumenkohl-Broccoli-Suppe mit Schinken, *Maggi*,1 Pkg.	300	18	F
Blumenkohl-Kartoffel-Auflauf, TK, *Eismann*	67	3	K
Blunzen Blutwurst	301	29	F
Blütenpollen in Honig, *Granovita*, 1 TL	17	0	K
Blutorangen-Drink, *Müller*, 0,5 l	280	0,5	K
Blutwurst, i.D.	425	36	F
Bockbier, 0,5 l	310	0	
Bockwurst	277	25,3	F
Bodenseefelchen	100	3,2	EF
Bohnen, dicke, TK, *Bofrost*	77	0,5	BV
Bohnen, grün	32	0,2	MV
Bohnen, grün, mittelfein, *Bonduelle*	28	0,2	MV
Bohnen, weiß	238	1,6	BE
Bohnen, weiß, *Bonduelle*	87	0,5	BE
Bohneneintopf, *Weight Watchers*, 1 Port.	123	0,7	B
Bohnensalat, *Hengstenberg*	70	0,4	E

Lebensmittel (verzehrbarer Anteil)	Kilokalorien kcal	Fett g	Nährwert
Bohnensalat mit Feta, *Nadler*	132	4	E
Bologneser Art, Minuto, *Birkel*	81	1	
Bolognese-Spirelli in Tomaten-Fleischsauce, Pastaria, *Maggi*, 1 Pkg.	359	4,6	K
Bonbon, i.D.	388	*	K
Bonbon, Diabetiker-, 1 St.	18	0	
Bonbon, Diabetiker-, mit Sorbit, *Rademann*	380	0	K
Bonitos, 1 Pkg., 40 g	195	8	FK
Bouillon, Rinds-, Instant, 1 Tasse	9	0,6	F
Bouillon Mediterranea, Instant, *Maggi*	9	0,3	
Bounty, *Masterfoods*, 1 St.	266	13,6	FK
Bounty Miniatures, 1 St.	38	2,2	FK
Bounty-Eiscreme, 1 St.	169	12	FK
Bourbon, 40 %, 4 cl	99	*	
Bowle, 150 ml	119	0	
Boysenbeeren	33	0,3	MV
Brachsen	116	5,5	EF
Brägenwurst	281	26,9	F
Brandy, 40 %, 2 cl	47	0	
Branntwein	210	*	
Branntweinessig, *Hengstenberg*	16	0	
Brasilnuss	673	67	FV
Brasilnuss, 4 St.	162	16	FV
Brassen	116	5,5	E
Bratapfelkuchen, *Dr. Oetker*, 1 St.	343	20,2	FK

B

Lebensmittel (verzehrbarer Anteil)	Kilo-kalorien	Fett	Nährwert
	kcal	g	
Bratapfelstollen, *Bahlsen*	405	20	FK
Bratenfond Classic, *Maggi*, 1 Glas	489	32	EF
Bratensaft, Instant, zubereitet, *Maggi*, 1 EL	6	0,5	F
Bratensoße, Instant, *Maggi*, 1/4 l	80	5	F
Bratensoße, Tube, *Knorr*, 1/4 l	178	14	F
Bratensoße Extra, *Knorr*, 1/4 l	103	3	F
Brathähnchen	166	10	EF
Brathering	204	15,2	F
Brathering, 1 St., 150 g	306	22,8	F
Brathering in Marinade, *Nadler*	144	12	EF
Bratkartoffeln, *Pfanni*, 1 Pkg.	348	8	F
Bratwurst, *Höhenrainer*	254	22	F
Bratwurst, vom Kalb, i.D.	266	25	F
Bratwurst, vom Schwein, i.D.	298	28,8	F
Bratwurstschnecken, TK, *Bofrost*	126	9,1	F
Brauner Bär, *Langnese*, 1 St.	128	8	FK
Brauner Zucker	386	0	K
Braunkohl	37	0,9	MV
Braunschweiger Mettwurst, i.D.	395	37	F
Brausetablette Calcium, *Huxol*, 1 St.	7	0	M
Brausetablette Multi-vitamin, *Huxol*, 1 St.	8	0	MV

Lebensmittel (verzehrbarer Anteil)	Kilo-kalorien	Fett	Nährwert
	kcal	g	
Breakfast Bacon, *Herta*	358	33	F
Bremer Pinkel	210	11	F
Brennnesselsaft	17	0	MV
Brezel, Blätterteig-, 1 St.	158	2	K
Brezel, Laugen-, 1 St., 50 g	113	0,9	K
Brezeln, *3 Pauly*	485	21	FK
Brie, 45 % Fett i. Tr.	313	25	F
Brie Royal	430	41	F
Brie Royal, *Champignon*	411	39	F
Bries	99	3,4	E
Briette, 30 % Fett i. Tr., *Striegisthaler*	223	14	F
Broccoli	26	0,2	MV
Broccoli-Blumenkohl-Gratin, *Iglo*, 1 Pkg.	298	18,9	FV
Broccoliröschen Les Primeurs, TK, *Iglo*	32	0	V
Broccoli-Sahne-Gratin, TK, *Bofrost*	95	5,7	FK
Broccolisalat, *Du darfst*	167	13	FK
Brombeeren	44	1	BV
Brombeeren, Dose, abgetropft	74	1	BK
Brombeergelee, *Fructusan*, 1 TL	20	0	K
Brombeerkonfitüre, 1 TL	26	0	K
Brombeerkonfitüre, mit Fruchtzucker, kalo-arm, *Lihn*, 1 TL	16	0	K
Brombeersaft, ungesüßt	38	0,6	
Brösel	349	1	K

Lebensmittel (verzehrbarer Anteil)	Kilo-kalorien	Fett	Nährwert
	kcal	g	
Brösel, 1 EL	52	0,2	K
Brot, s. einzelne Sorten			
Brotaufstrich Ei-Kräuter, *Nadler*	440	44	F
Brotaufstrich Ei-Paprika, *Weight Watchers*	109	5,4	
Brotaufstrich Gartenkräuter, *Weight Watchers*	61	0,8	
Brotaufstrich Geflügel mit Ananas und Mandarinen, *Nadler*	258	22	F
Brotaufstrich Käse u. Bärlauch, *Du darfst*	231	16	F
Brotaufstrich mit Olivenöl, 42 % Fett, *Bertolli*	390	42	F
Brotaufstrich Sanddorn, *Schneekoppe*	271	2,2	K
Brotaufstrich Thunfisch & Paprika, *Weight Watchers*	107	3,7	E
Brotaufstrich Vegetarian Lover, Champignon, *Zwergenwiese*	130	7,9	F
Brotaufstrich Vegetarian Lover, Gemüse, *Zwergenwiese*	108	6,4	F
Brotaufstrich Vegetarian Lover, Pfeffer-Ingwer, *Zwergenwiese*	217	15	F
Brotaufstriche, Pflanzliche, *Schneekoppe*, i.D.	215	16	F
Brötchen, 1 St., 30 g	82	0,6	K
Brötchen aus Blätterteig, 1 St., 30 g	104	1,5	K

Lebensmittel (verzehrbarer Anteil)	Kilo-kalorien	Fett	Nährwert
	kcal	g	
Brotsalat mit Feta-Käse, Bio, *Zwergenwiese*	131	7	F
Brotsalat vegetarischer Fleischsalat, Bio, *Zwergenwiese*	143	7,4	FK
Brownies, *Dr. Oetker*, 1 St.	411	17,9	FK
Brühe, fett, Würfel, zubereitet, *Maggi*, 1/4 l	16	1,3	F
Brühe, gekörnt, zubereitet, *Maggi*, 1/4 l	7	0,4	F
Brühe, klar, Instant, zubereitet, *Maggi*, 1/4 l	14	0,8	F
Brühwürfel, zubereitet, *Maggi*, 1/4 l	7	0,4	F
Brühwurst, 25 %, Dose	274	25	F
Brunnenkresse	18	0,3	MV
Bruschetta, TK, *Wagner*, i.D.	213	5	K
Brüsseler Kohl	36	0,3	MV
Brustschinken, *Höhenrainer*	101	1,5	E
Büchsenmilch, 10 % Fett, 1 TL	9	0,5	F
Büchsenmilch, 7,5 % Fett, 1 TL	7	0,4	
Buchstabensuppe, *Knorr*, 1 Port.	92	1	
Buchweizen, ganzes Korn	341	1,7	EK
Buchweizengrütze	337	1,6	EK
Buchweizengrütze, 1 EL	67	0,3	EK

B

Lebensmittel (verzehrbarer Anteil)	Kilokalorien	Fett	Nährwert
	kcal	g	
Buchweizenvollkornmehl	354	2,7	BK
Buchweizenvollkornmehl, 1 EL	70	0,5	BK
Bücklingsfilet	224	15,5	F
Büffelmilchkäse	255	19,8	EF
Buko, Activ natur, *Arla*	66	0,2	E
Buko, Der Sahnige, *Arla*	266	26	EF
Buko, Lakto minus, *Arla*	107	4	E
Bulgur	307	2,1	BV
Bündnerfleisch	242	9,5	E
Bunte Früchtchen, Diät, *Schneekoppe*, 7,5 g	157	+	K
Bunte Kuchenplatte, TK, *Eismann*	288	14	K
Burlander leicht, 30 % Fett i. Tr., *Milram*	260	16	EF
Bürli, Ruchmehl, 1 St., 30 g	67	0,4	K
Bürzelkohl	11	0,3	B
Butaris Butterschmalz	897	99,5	F
Butaris Butterschmalz, 1 EL	135	15	F
Butt, Heil-, weiß	96	1,7	EF
Butter	754	83,2	F
Butter, 1 EL	75	8,3	F
Butter, 1 TL	38	4,2	F
Butter, Milchhalbfett, 1 Hotelpkg., 25 g	97	10	F
Butter, Milchhalbfett, 1 EL	39	4	F
Butter, Milchhalbfett, 1 TL	19	2	F

Lebensmittel (verzehrbarer Anteil)	Kilokalorien	Fett	Nährwert
	kcal	g	
Butterbaguette Frühlingskräuter, *Meggle*, 1 St., 175 g	544	23	FK
Butterblätter, *Bahlsen*	496	23	FK
Buttergebäck, 20 g	101	5	F
Buttergemüse, TK, *Iglo*	107	6,9	F
Butterkäse, 50 % Fett i. Tr.	344	28,8	F
Butterkäse, 60 % Fett i. Tr.	380	34,5	F
Butterkeks, *Leibniz*	435	11	FK
Butterkeks, Mini, *Leibniz*	452	14	FK
Butterkeks Schoko, Minis, *Leibniz*	484	20	FK
Butterkuchen, TK, *Eismann*	370	18	FK
Buttermilch, aus Pulver, 0,25 l	125	3	E
Buttermilch, Frucht, *Müller*, i.D.	63	0,5	E
Buttermilch, mild, *Weihenstephan*	35	0,6	E
Buttermilch, reine, *Müller*	41	0,9	E
Buttermilch-Dressing, *Kraft*	174	14,5	FK
Buttermilch-Frischkäse, *Du darfst*	133	8	F
Buttermilch-Knäckebrot, 1 St.	30	+	B
Butter-Pfannengemüse, TK, *Bofrost*	100	6,8	FK
Butterpilz	12	0,4	MV
Butterschmalz	897	99,5	F
Butterspekulatius, *Sionon*, 1 St.	35	1,3	FK

Lebensmittel (verzehrbarer Anteil)	Kilokalorien kcal	Fett g	Nährwert
Butterstollen, *Bahlsen*	386	22	FK
Caffè Macchiato Müsli, *Kölln*	394	12,2	FK
Calamares, ausgebacken	112	2	EF
Calamares à la Romana, TK, *Eismann*	230	14	FK
Calippo Cola, *Langnese*, 1 St.	92	0	K
Calvados, 2 cl	63	0	
Cambozola, 70 % Fett i. Tr., *Champignon*	427	41	F
Camembert, *Champignon*	331	28	EF
Camembert, *Du darfst*	197	12	EF
Camembert, 30 % Fett i. Tr., *Weihenstephan*	207	12,8	EF
Camembert, 45 % Fett i. Tr., *Weihenstephan*	281	21,8	EF
Camembert, 55 % Fett i. Tr., *Weihenstephan*	343	29,4	EF
Camembert, leicht, 30 % Fett i. Tr., *Champignon*	210	13	EF
Camembert, paniert, TK, *Bofrost*	303	21,6	EF
Camembert, Rahm-, 50 % Fett i.Tr.	314	25,7	F
Camembert, Suisse, 60 % Fett i.Tr.	393	35	EF
Campari, 5 cl	63	0	
Campino Joghurt-Erdbeere, *Storck*	403	5	FK
Campino Joghurt-Erdbeere, ohne Zuckerzusatz, *Storck*	266	5	FK
Cantaloupemelone	26	0	V
Cappelletti al Prosciutto crudo, FP, *Buitoni*	366	10	K
Cappelletti Basilico, *Hilcona*	202	5	K
Cappelletti Prosciutto Formaggio, *Hilcona*	195	6	K
Cappelletti Rucola Parmesan, *Hilcona*	190	4,7	K
Cappuccino, *Nestlé*, 1 Tasse, 120 ml	54	2,1	K
Cappuccino, Instant, *Natreen*, 1 Tasse	19	0,7	
Cappuccino Vanilla, *Nestlé*, 1 Tasse, 120 ml	53	2	K
Capri, Eis, *Langnese*, 1 St.	54	0,1	K
Caprice des Dieux, 60 % Fett i. Tr.	345	31	F
Caramac, *Nestlé*, 1 St.	169	10,7	FK
Caramel Mousse, *Nestlé*, 1 Becher	103	5	F
Carbonara al Gusto, FP, *Knorr*, 1 Pkg., 360 ml	403	33	F
Caretta-Orange, *Schöller*, 1 St.	58	+	K
Carissa (Natalpflaume)	78	1,1	V
Caro-Kaffee, *Nestlé*, 1 Tasse	7	0	
Caro-Kaffee Honig, *Nestlé*, 1 Tasse	54	1,6	K
Cashewkerne, *Lorenz*	614	50	FV

Lebensmittel (verzehrbarer Anteil)	Kilokalorien	Fett	Nährwert
	kcal	g	
Cashewkerne, geröstet, gesalzen, *NaturataSpielb.*	572	42,2	F
Cashewkerne ohne Salz, *Ültje*	621	54	FV
Cassavastärke, 1 EL	52	+	K
Cassis, 2 cl	65	0	
Cefrisch, i.D.	55	0	
Celebrations, *Masterfoods*, 1 Pkg. (72 g)	358	18,1	FK
Cenofix, *Cenovis*, 1 EL	21	0,3	
Ceralisto	194	11,1	F
Ceralisto Joghurtcreme	181	8,5	F
Cervelatwurst, *Du darfst*	251	19	F
Cervelatwurst, i.D.	394	34,8	F
Cervelatwurst extra, *Herta*	370	32	F
Cevapcici, *Herta*	300	16	EF
Chablis, 0,25 l	167	0	
Champagner, Brut	67	0	
Champagner, demi-sec	124	0	
Champagner, extra dry	70	0	
Champagner, Sec	90	0	
Champagner-Cocktail, 5 cl	60	0	
Champagner-Kraut, *Hengstenberg*	42	1,7	BV
Champignon	22	0,3	BM
Champignon, Dose	20	0,5	BE
Champignoncremesuppe, *Knorr*, 1 Port.	113	7	F
Champignoncremesuppe, Gourmet, *Maggi*, 1 Port.	119	4,8	F
Champignonsalat, *Homann*, 1 Schale, 150 g	317	31	F
Chartreuse, gelb, 40 %, 2 cl	60	0	
Chartreuse, grün, 55 %, 2 cl	75	0	
Chayote	24	0	
Cheddarkäse, 50 % Fett i. Tr., 30 g	119	9,7	F
Chef-Frites, TK, *McCain*	172	5,5	FK
Chef-PomPoms, TK, *McCain*	186	8	FK
Cherimoya (Anone)	63	0,3	V
Cherry Brandy, 30 %, 2 cl	61	0	
Chester, 50 % Fett i. Tr.	397	32,2	F
Chester, 50 % Fett i. Tr., 30 g	119	9,7	F
Chester-Scheibletten Velveta, *Kraft*	245	16,5	F
Chicken Hawaii, TK, *Bofrost*	158	7,4	EF
Chicken Hot Wings, *Wiesenhof*	187	12,8	EF
Chicken Popcorn Original, *Wiesenhof*	301	15,9	FK
Chicken Wings, TK, *Bofrost*	213	14,1	EF
Chicken-Chips, TK, *Bofrost*	189	7,2	FK
Chicken-Sticks Crispy, *Wiesenhof*	206	8,3	E
Chicolo Mini Geflügelsalami, *Herta*, 1 St.	93	7	EF
Chicorée	16	0,2	MV

Lebensmittel (verzehrbarer Anteil)	Kilo-kalorien	Fett	Nährwert
	kcal	g	
Chili con carne, Eintopf, *Erasco*	128	2,5	EK
Chili-Gemüse-Topf, *Bonduelle*, i.D.	57	0,8	
Chinakohl	12	0,3	MV
Chinamorcheln, getr.	98	3	E
Chinarollen, Luxus-, TK, *Eismann*, 1 St.	231	9	FK
Chinesische Gemüse-pfanne, *Bonduelle*	60	0,4	
Chinesische Knusperente, TK, *Bofrost*	162	11,2	EF
Chips	539	39,4	FK
Chips, 1 St.	11	0,8	FK
Chipsletten, *Lorenz*, 25 g	129	7,8	FK
Choclait Chips, 1 St.	11	1	F
Choco Crossies, *Nestlé*, 20 g	100	5,4	FK
Choco Friends, *Bahlsen*	538	32	FK
Choco Krispies, *Kellogg's*, 1 Port. (30 g + 125 ml fettarme Milch)	174	3	FK
Chocolate Mint, Likör, 27 %, 2 cl	64	0	
Chokini, *Bahlsen*	485	23	FK
Christstollen, *Bahlsen*	384	22	FK
Chutney, 1 EL	42	0	K
Ciabattone, *Dr. Oetker*, i.D.	354	14,2	FK
Cidre, Herb, *Granini*, 0,25 l	90	0	
Cidre, lieblich, *Granini*, 0,25 l	108	0	

Lebensmittel (verzehrbarer Anteil)	Kilo-kalorien	Fett	Nährwert
	kcal	g	
Cini-Minis, *Nestlé*, 1 Port. (30 g + 125 ml fettarme Milch)	184	5	K
Clementine	46	0,3	V
Clementine, 1 St., 40 g	18	0,1	V
Clusters, Mandel-Nuss, *Nestlé*, 1 Port. (30 g + 125 ml fettarme Milch)	179	5,1	FK
Coca-Cola, 0,33 l	139	+	K
Coca-Cola light, 0,33 l	0,6	+	
Cocktailkirsche, 1 St.	8	+	K
Cocktailsauce Gourmet, *Kühne*	287	27	F
Cocktailwürstchen, 1 St., 10 g	30	2,8	F
Coffee-Creamer Kaffee-weißer, *Frischli*, 7,5 g	9	0,8	
Cognac, 40 %, 2 cl	47	0	
Cointreau, 40 %, 2 cl	47	0	
Cola-Kracher	382	4,2	K
Cola-Rum, (2 cl Rum, 0,2 l Cola)	168	0	K
Colaschlangen, *Haribo*	343	0	K
Colette mit Kräutern, *Champignon*	256	13	F
Color-Rado, *Haribo*	334	2	K
Comtess-Kuchen, *Bahlsen*, i.D.	448	24	FK
Cookies, *Nestlé*, i.D.	437	21	FK
Corned beef, amerikanisch	225	13	EF
Corned beef, deutsch	141	6	E
Cornetto Erdbeer, *Langnese*, 1 St.	190	7,2	FK
Cornetto Haselnuss, *Langnese*, 1 St.	253	14,8	FK

Lebensmittel (verzehrbarer Anteil)	Kilokalorien	Fett	Nährwert
	kcal	g	
Cornetto Royal Walnuss, *Langnese*, 1 St.	245	10,8	FK
Cornetto Soft, *Langnese*, i.D.	166	7,8	FK
Cornflakes, *Kellogg's*, 1 Port. (30 g + 125 ml fettarme Milch)	170	2	K
Cornflakes, Crunchy Nut, *Kellogg's*, 30 g	175	3	K
Cornflakes, Vollkorn & Früchte, *Kellogg's*, 1 Port. (40 g + 125 ml fettarme Milch)	202	4,5	BK
Cornichons, *Bautzner*	15	0,2	
Cornichons, klein, 1 St.	2	+	
Corny, Müsliriegel, *Schwartau*, i.D.	424	16,3	FK
Cottage Cheese, 20 % Fett i. Tr.	108	4	E
Country Potatoes, Classic, *McCain*	158	5,5	FK
Courgettes	19	0,4	MV
Crabmeat, Dose	87	1,7	E
Cräcker	475	19	FK
Cranberry	35	0,7	MV
Cranberry, getr., *Naturata*	251	2,3	BK
Cranberry-Müsli, *Kölln*	349	5,7	K
Crema Stracciatella, *Dr. Oetker*, 1 Port.	146	4,5	FK
Crème balance, *Dr. Oetker*, 1 EL	15	1,1	F
Crème de Cacao, 27 %, 2 cl	57	0	
Crème de Grand Marnier, 17 %, 2 cl	67	0	

Lebensmittel (verzehrbarer Anteil)	Kilokalorien	Fett	Nährwert
	kcal	g	
Crème de Menthe, 30 %, 2 cl	75	0	
Creme Dip, *Löwensenf*	280	24,2	FK
Crème double, *Dr. Oetker*, 1 EL	60	6,3	F
Crème fraîche, *Dr. Oetker*, 1 EL	44	4,5	F
Crème fraîche Kräuter, *Dr. Oetker*, 1 EL	42	4,2	F
Crème fraîche légère, *Dr. Oetker*, 1 EL	25	2,3	FK
Cremepudding, *Ehrmann*	121	3	K
Cremighurt, *Ehrmann*, i.D.	137	5,9	FK
Cremissimo Amore di Amaretto, *Langnese*	211	8,9	FK
Cremissimo Eierlikör-Vanille, *Langnese*	211	9,3	FK
Crevetten	87	1,4	E
Crispy Wafers, *Nestlé*, 1 St.	17	1	
Croissant, *Kamps*, 1 St.	314	14,5	FK
Croissini, *Bahlsen*	518	26	FK
Crunchips, *Lorenz*, 25 g	134	8,8	FK
Cuba libre, (2 cl Rum, 0,2 l Cola)	162	0	K
Cuja Mara Split, *Langnese*, 1 St.	94	3	K
Cumberland Sauce, 1 EL	45	0	K
Curacao blue, 30 %, 2 cl	75	0	
Curryhuhn, *Du darfst*, 1 Port.	336	8	EK

C

Lebensmittel (verzehrbarer Anteil)	Kilokalorien	Fett	Nährwert
	kcal	g	
Curryketchup, *Develey*	81	0,8	K
Currypulver, 1 TL	8	0,3	
Currysoße, *Maggi*, 1/4 l	123	5,8	K
Currysoße, Fein- schmecker, *Knorr*, 1/4 l	209	10	FK
Curry-Streich, Bio, *Zwergenwiese*	351	32,5	F
Currywurst, 1 Port.	324	24	F
Curuba	63	0,4	V
Cyclamat	0	0	
Cynar, *Bols*, 4 cl	100	0	
Daim, 1 St.	154	9	FK
Daiquiri, 15 cl	167	0	
Dalmatia-Salat, *Kühne*	37	0,2	K
Dame Blanche, *Bofrost*	249	9,5	FK
Damhirsch	112	3,3	E
Danablu, Rahmstufe	345	29	EF
Danone & Frucht, *Danone*, i.D.	105	2,9	K
Danone & Frucht Diät, *Danone*, i.D.	51	0,1	K
Dan-up-Drink, *Danone*, i.D.	73	0,5	K
Dany Sahne, *Danone*, 1 Port.	151	5,4	FK
Dany Sahne Diät, Va- nille, *Danone*, 1 Port.	102	6,2	K
Danziger Gold- wasser, 38 %, 2 cl	75	0	
Dattel, frisch	280	1	MV
Dattel, frisch, 1 St., 15 g	42	0,2	MV
Dattel, getr.	277	0,5	BK
Dattel, getr., 1 St., 7 g	19	+	BK

Lebensmittel (verzehrbarer Anteil)	Kilokalorien	Fett	Nährwert
	kcal	g	
Dattelmark, 1 EL	40	+	K
Datteln mit Stein, *Alnatura*	273	0,5	K
Dauerhefe, 7 g	16	+	
Debreziner, 1 Paar	648	60	F
Debreziner, *Höhenrainer*	205	15	F
Deit Orange, Diätlimonade, 0,2 l	6	0	
Dekor Konfetti, *Schwartau*	423	5	K
Delice di Mar Lachs, *Frosta*	248	16	FK
Delikatess-Knäcke- brot, 1 Scheibe	30	0,1	K
Delikatess-Leber- wurst, *Höhenrainer*	326	30	F
Delikatess-Mayon- naise, *Thomy*, 1 EL	105	11,3	K
Dessert plus Sahne, *Ehrmann*, i.D.	105	2,5	K
Dessert Sauce, Frucht, *Zentis*, i.D.	170	<1	K
Dessertsoße, Frucht, *Schwartau*, i.D.	206	<1	K
Dessertwein, 5 cl	80	*	
Dextro Energen, 1 Täfelchen	21	0	K
Dextro Energen activ, 1 Stange, i.D.	170	+	K
Dextro Energen Eis, 1 Würfel	180	1	K
Dextro Energy mit Calcium, 1 Würfel	166	+	KM
Dextropur, 1 TL	18	0	K
Dezaley, 0,25 l	166	0	
Diabetikerbier, 0,25 l	83	0	

Lebensmittel (verzehrbarer Anteil)	Kilo-kalorien	Fett	Nährwert
	kcal	g	
Diabetiker-Nasch-Schokkos, *Dr. Oetker*	158	11	FK
Diabetiker-Nasch-waffel , *Dr. Oetker*, 1 St.	94	4,5	FK
Diabetiker-Rote-Grütze mit Bourbon-Vanillesoße, *Dr. Oetker*, 1 Becher	105	2	K
Diabetiker-Süße, *Schneekoppe*	240	0	
Diabetikerwein, 0,25 l, i.D.	165	0	
Diabetikerzucker	400	0	K
Diät Choco Leibniz Vollmilch, *Bahlsen*	504	27	FK
Diät Fruchtjoghurt mit Vollkorn, *Ehrmann*, i.D.	68	2,5	EK
Diät Haselnuss Keks, *3 Pauly*	463	23	FK
Diät Mini Pauly's, *3 Pauly*	475	23	FK
Diät Ohne Gleichen, Vollmilch, *Bahlsen*	558	36	FK
Diät-Altbier, 0,33 l	135	0	
Diät-Auslese-Gebäckmischung, *Schneekoppe*	517	29	FK
Diät-Becher, Erdbeer, *Schöller*, 1 Becher	73	2,2	K
Diät-Blättereis-Tört-chen, TK, *Bofrost*, i.D.	268	18,7	FK
Diät-Butterkeks, *3 Pauly*	437	13	FK
Diät-Butterkeks Leibniz, *Bahlsen*	421	12	FK
Diät-Comtess Mar-morkuchen, *Bahlsen*	374	21	FK

Lebensmittel (verzehrbarer Anteil)	Kilo-kalorien	Fett	Nährwert
	kcal	g	
Diät-Creme, Dessert, *Ehrmann*, i.D.	76	2,4	K
Diät-Dotterfrei spezial, *Becel*	578	39,2	EF
Diäteis, Nasch-Becher Erdbeer-Vanille, *Dr. Oetker*	180	1,7	K
Diäteis, Nasch-Becher Schoko-Vanille, *Dr. Oetker*	192	1,7	K
Diät-Erdnussplätz-chen, *Schneekoppe*	465	27	FK
Diät-Fruchtbutter-milch, *Müller*, i.D.	39	0,5	E
Diät-Fruchtjoghurt, *Ehrmann*, i.D.	68	2,5	
Diät-Fruchtzucker-Konfitüren, *Schwartau*, i.D.	178	0,1	
Diät-Gebäckmischung Tradition , *Veelmann*	515	29	FK
Diätgelee Waldbeere, *Schwartau*, 1 TL	18	+	
Diät-Gelier-Frucht-zucker, *Dr. Oetker*	394	0	K
Diät-Halbbitterscho-kolade, *Ritter Sport*	446	32	FK
Diät-Instantgetränk Cappuccino, *Schneekoppe*	24	0,8	
Diät-Joghurt, *Müller*, i.D.	67	2,7	EF
Diät-Joghurtschoko-lade, *Ritter Sport*	498	37	FK
Diät-Konfitüre, 1 TL	20	+	K
Diätkonfitüre Extra, *Zentis*, i.D.	117	0,2	K
Diät-Kurmolke, *Heirler*, 0,2 l	64	0,2	E

Lebensmittel (verzehrbarer Anteil)	Kilokalorien kcal	Fett g	Nährwert
Diät-Mini-Waffelhörnchen, TK, *Bofrost*	395	19,4	FK
Diät-Müsliriegel, *Veelmann*	325	5	
Diät-Nugatschokolade, *Ritter Sport*	468	34	FK
Diätobst mit Fruchtzucker, i.D.	80	+	K
Diät-Pils, 0,33 l	125		
Diätquark, *Exquisa*, 150 g, i.D.	114	3,9	EF
Diätquark Frucht, *Ehrmann*	94	3,5	EK
Diät-Riegel Joghurt, *Schneekoppe*	571	39	FK
Diät-Riegel Nougat, *Schneekoppe*	484	40	FK
Diät-Sahnetorte, TK, *Bofrost*, i.D.	280	22	FK
Diät-Schokolade, Herbe Zartbitter 74 % Kakao, *Schneekoppe*	525	41	FK
Diät-Schokolade, Vollmilch, *Ritter Sport*	450	31	FK
Diät-Schokolade, Zartbitter, *Schneekoppe*	513	33	FK
Diätsirup für Diabetiker, *Schneekoppe*	300	0	
Diät-Spekulatius, 1 St.	25	1	FK
Diät-Süße Fruchtzucker, 1 TL	40	0	K
Diät-Vanillecremewaffeln, *Veelmann*	530	29	FK
Diät-Waffelmischung, *Veelmann*	566	37	FK
Diät-Würzmittel, *Alevita*, 1/2 TL	4	0	

Lebensmittel (verzehrbarer Anteil)	Kilokalorien kcal	Fett g	Nährwert
Diät-Zitronencremewaffeln, *3 Pauly*	559	35	FK
Diät-Zitronencremewaffeln, *Veelmann*	526	29	FK
Diät-Zitronen-Sahneschnitte, *Coppenrath & Wiese*, 1 St.	120	12	FK
Diätzucker-Sorbit, *Holex*	390	0	K
Dickmilch, 3,5 % Fett	61	3,5	EF
Dickmilch, fettarm, 1,5 % Fett	48	2	E
Dickmilch, mit Frucht, 3,5 % Fett	97	3	E
Dickmilch, mit Frucht, fettarm	83	1	E
Dickmilch, Sahne-, mit Frucht	144	9	EF
Dijon-Senf Original, *Hengstenberg*	155	12	
Dill, frisch, 1 Bund	11	0,2	V
Dill, TK, *Iglo*, 25 g	+	+	V
Dillgurke	25	0,2	
Dinkelflocken, Kleinblatt, Demeter, *Spielberger*	337	3	BK
Dinkel-Hafer-Taler, *3 Pauly*	475	23	FK
Dinkelkeks, *3 Pauly*	492	28	FK
Dinkelmehl	336	2,5	BK
Dinkel-Ringli, Bio, *Hensel*	361	2,3	K
Dinkel-Schoko-Gebäck, *3 Pauly*	483	23	FK
Dinkel-Teigwaren, roh, *3 Pauly*	349	2	K
Dinkel-Vollkorn-Cornflakes, *Hensel*, Bio	339	3	K

Lebensmittel (verzehrbarer Anteil)	Kilo-kalorien kcal	Fett g	Nährwert
Dinkel-Zwieback, *3 Pauly*	389	9	K
Dipp-Soße, TK, *Bofrost*	191	0,1	K
Distelöl, Bio, *Vitaquell*	819	91	F
Distelöl, Bio, *Vitaquell*, 1 EL	82	9,1	F
Distelöl, Bio, *Vitaquell*, 1 TL	41	4,6	F
Domino, Eiscreme, *Langnese*, 1 St.	275	8,7	FK
Dominosteine, Diät, *3 Pauly*	401	17,6	FK
Donauwelle, TK, *Bofrost*, 1 St.	386	25,2	FK
Donauwellentorte, *Coppenrath & Wiese*	312	20,6	FK
Donuts, 1 St.	295	17	FK
Doornkaat, 38 %, 2 cl	42	0	
Doppelkorn, 38 %, 2 cl	42	0	
Doppelrahmfrisch-käse, 20 g, i.D.	68	6,3	F
Doppelrahmfrisch-käse, Paprika, 60 % Fett i. Tr., 1 EL, i.D.	50	5	F
Doppelwacholder, 38 %, 2 cl	42	0	
Dorahm, Schmelz-käse, *Kraft*, 1 Ecke, 62,5 g	213	20	F
Dornhai	181	14,5	E
Dörrobst, gemischt	243	0,5	BK
Dörrzwetschgen, 6 St., 40 g	90	2	BK
Dorsch	76	0,6	E
Dorsch, getr.	339	2,5	E
Dorsch in Senfsoße, TK, *Eismann*	83	3	E
Dorschrogen, frisch	125	3,2	E
Dosenmilch, 7,5 % Fett, 1 TL	7	0,4	
Dosenmilch, 10 % Fett, 1 TL	9	0,5	F
Dosenwürstchen, *Du darfst*	195	15	EF
Dresdner Stollen	346	13	FK
Dressing Joghurt-Knoblauch, *Kraft*, 30 g	50	4	F
Drops, 1 St.	19	+	K
Drops, s.a. Bonbons			
Dubonnet, 5 cl	60	0	
Duplo, *Ferrero*, 1 St.	98	6	FK
Durian	141	1,8	MV
Ebereschenfrucht, süß	85	*	V
Edamer, 40 % Fett i. Tr.	318	23,4	F
Edamer, 40 % Fett i. Tr., 20 g	64	4,7	F
Edamer, 45 % Fett i. Tr.	354	28,3	F
Edamer Scheiben, 30 % Fett i. Tr., *Du darfst*	269	17	F
Edelbitterschokolade	540	36	FK
Edelbitterschokolade, 1 Kästchen	27	1,8	FK
Edelbitterschokolade, *Ritter Sport*, i.D.	562	45	FK
Edelfeinherbschoko-lade, *Ritter Sport*, i.D.	556	41	FK
Edelhefe, *Dr. Ritter*	373	5	MV
Edel-Marzipan-Eier/-Brote, *Zentis*, i.D.	450	21,5	FK
Edelpilzkäse, 60 % Fett i. Tr.	355	29,8	F

Lebensmittel (verzehrbarer Anteil)	Kilo-kalorien kcal	Fett g	Nährwert
Edelpilzsoße, *Knorr*, 1/4 l	200	15	FK
Edelvollmilchschoko-lade, *Ritter Sport*, i.D.	530	32	FK
Edelzwicker, 0,25 l	150	0	
Egerlinge	22	0,3	BE
Eggnogg	280	0	
Ei, 1 St., 55-60 g	81	5,9	EF
Eichblattsalat	18	0,3	V
Eierfrucht, 1 St., 250 g	43	0,5	BM
Eiergrog, 0,2 l	300	0	
Eierlikör, 20 %, 2 cl	50	0	
Eierlikör-Trüffel-Schokolade, *Ritter Sport*	525	30	FK
Eiermuschelsuppe, *Maggi*, 1/4 l	47	0,9	K
Eiernudeln 7 Hühnchen, *Birkel*	350	2	K
Eierpflaume	49	0,2	V
Eiersalat	250	18	F
Eiersalat mit Champignons und Spargel, *Du darfst*	139	9	F
Ei-Ersatz, 1 Port.	61	4,7	K
Eierschwammerl	15	0,5	B
Eierschwammerl, Dose	15	0,7	B
Eierspätzle, TK, *Eismann*	171	3	K
Eierteigwaren, i.D.	360	2,8	K
Eierteigwaren, s.a. Nudeln			
Eigelb, mittelgroß, 19 g	68	6,1	F
Einmachhilfe, *Dr. Oetker*	300	0	

Lebensmittel (verzehrbarer Anteil)	Kilo-kalorien kcal	Fett g	Nährwert
Eintopf für 1 Pers., *Erasco*, i.D.	54	2,5	
Eipulver, Trocken-vollei, 1 EL	57	4,2	F
Eisbein, hinteres	186	12,2	EF
Eisbein, vorderes	178	11	EF
Eisbeinfleisch in Aspik, *Meica*	109	5	E
Eisbergsalat	13	0,3	V
Eiscreme, *Natreen*, i.D.	107	5	FK
Eiscreme, Frucht-, 1 Kugel, 75 g	105	1	K
Eiscreme, Milch-, 1 Kugel, 75 g	95	2,3	FK
Eiscreme, Sahne-, 1 Kugel, 75 g	165	12,8	FK
Eiscreme, Vanille-, 1 Kugel, 75 g	165	12,8	FK
Eiscreme Bourbon-Vanille, *Natreen*	111	3,8	K
Eiscreme Buttermilch-Orange, *Landliebe*	256	23,2	FK
Eiscreme Caramel Brûlée, *Mövenpick*, *Schöller*	211	9	FK
Eiscreme Choc Diabe-tiker, *Eismann*	334	23,9	FK
Eiscreme Chocolat Chips, *Mövenpick*, *Schöller*	240	12	FK
Eiscreme Crisp, *Mövenpick*, *Schöller*, 1 St.	158	9	FK
Eiscreme Erdbeer, *Mövenpick*, *Schöller*	188	8	FK
Eiscreme Frubetto Joghurt Tropic, *Schöller*, 1 St.	95	2	K

Lebensmittel (verzehrbarer Anteil)	Kilo-kalorien kcal	Fett g	Nährwert
Eiscreme Maple Walnuts, *Mövenpick, Schöller*	259	15	FK
Eiscreme Sahne-Erdbeer, *Landliebe*	195	6,9	FK
Eiscreme Sahnig feines Joghurt, *Landliebe*	280	10,4	FK
Eiscreme Schokolade, 1 Kugel, 75 g	200	10	FK
Eiscreme Schwarz-wälder Kirsch, *Mövenpick, Nestlé*, 1 Tüte	255	11	FK
Eiscreme Schwarz-wälder Kirsch, *Schöller*	211	9	FK
Eiscreme Stracciatella, *Bofrost*	235	13,3	FK
Eiscreme Strawberry Vanilla, Manhattan, *Schöller*	173	5	FK
Eiscreme Vanille-Karamell, *Landliebe*	258	11,6	FK
Eisherzen Vanille, sahnige , *Landliebe*	198	8,4	FK
Eishörnchen, *Langnese*, 1 St.	140	7	FK
Eiskaffee, 0,2 l	458	44	FK
Eiskaffee Frappé, zubereitet mit Milch, *Nestlé*, 0,2 l	186	7	FK
Eiskremkonfekt Vanille-Bourbon, *Bofrost*	376	27,1	FK
Eismeer-Krabben	87	1,4	E
Eispralinés Nobles, *Bofrost*	383	24,9	FK
Eis-Röllchen, *Bofrost*	320	26,3	FK
Eisschokolade, 0,2 l	585	32	FK

Lebensmittel (verzehrbarer Anteil)	Kilo-kalorien kcal	Fett g	Nährwert
Eistee	30	0	K
Eistee Hagebutte-Rote-Beeren, *Natreen*	13	0,1	K
Eistee Pfirsich, Instant, *Lipton*, 1/2 l	130	0	K
Eistee Zitrone, Instant, *Lipton*, 1/2 l	135	0	K
Eistorte After Eight, *Schöller*	251	17	FK
Eisverlockung Bour-bon Vanille, *Natreen*	113	3,8	FK
Eiswaffel Noch eine, *Bahlsen*	483	21	FK
Eiswaffeltüte, 1 St., i.D.	40	1	K
Eiswein, 0,25 l	245	0	
Eiswichtel, *Natreen*, 1 St.	44	2,2	
Eiweiß, mittelgroß, 33 g	15	0,1	
Eiweiß-Drink, *Dr. Ritter*	366	2	E
Eliche, roh, *Buitoni*	362	1,7	K
Elisenlebkuchen	412	20	FK
Elisenlebkuchen, *Bahlsen*, i.D.	426	19	FK
Elisenlebkuchen mit Schokolade	410	19	FK
Elsässer Flamm-küchle, TK, *Bofrost*	285	15,9	FK
Emmentaler, *Hofmeister*	384	30	F
Emmentaler, 45 % Fett i. Tr., *Karwendel*	382	30	F
Emmentaler-Scheibletten, *Velveta, Kraft*	280	22	F
Endiviensalat	17	0,2	MV
Ente	227	17,2	EF

44

Lebensmittel (verzehrbarer Anteil)	Kilokalorien kcal	Fett g	Nährwert
Entenbrustfilet, mariniert, TK, *Bofrost*	208	15,2	EF
Entenfleisch, FP, *Du darfst*, 1 Port.	278	6	FK
Entenpastete	306	23	F
Entrecôte	130	4,5	EF
Erbsen, grün	70	0,5	BV
Erbsen, Hülsenfrucht, roh	269	1,4	BV
Erbsen extra fein, *Bonduelle*	73	0,7	BV
Erbsen mit Möhrchen, fein, *Bonduelle*	52	0,4	B
Erbsen und Karotten, Konserve	47	0,7	B
Erbsen und Karotten, TK, *Bofrost*	52	0,3	B
Erbseneintopf Hubertus, *Erasco*	89	3,5	B
Erbsenpüree, *Pfanni*, 1 Port.	95	1	K
Erbsensuppen-Eintopf, TK, *Bofrost*, 1 Port.	74	3,4	BK
Erbsentopf mit Speck, *Maggi*, 1 Dose	313	15,3	FK
Erbswurst gelb mit Speck, *Knorr*, 1 Port.	75	3	F
Erbswurst grün mit Räucherspeck, *Knorr*, 1 Port.	77	3	
Erdäpfel	70	0,1	V
Erdartischocke (Topinambur)	30	0,4	V
Erdbeerbowle, 0,25 l, i.D.	198	0	
Erdbeere	32	0,4	V
Erdbeere, Dose	77	0,2	

Lebensmittel (verzehrbarer Anteil)	Kilokalorien kcal	Fett g	Nährwert
Erdbeereis, *Landliebe*	199	8,9	FK
Erdbeer-Joghurt-Schokolade, *Ritter Sport*	569	37	FK
Erdbeer-Joghurt-Schokolade, *Schneekoppe*	565	37	FK
Erdbeerquark, *Weight Watchers*	74	0,1	E
Erdbeersorbet, *Eismann*	104	0	K
Erdbeertomate	72	1,1	V
Erdnuss	570	48,1	FV
Erdnussbutter	630	50	EF
Erdnusscreme, 1 TL	63	5	EF
Erdnüsse, geröstet und gesalzen, *Lorenz*	622	53	F
Erdnüsse, ohne Fett geröstet, *Ültje*, 25 g	140	11	F
Erdnüsse, würzig und pikant, fettfrei geröstet, *Lorenz*	602	50	F
Erdnussflips, 1 EL	50	2	FK
Erdnussflips, *Chio*	489	24	FK
Erdnusskerne	597	49	FV
Erdnusskerne, 8 St.	96	7,8	FV
Erdnusslocken, *Lorenz*, 10 g	49	2,4	FK
Erdnussmus, *grano Vita*, 1 TL	62	5,3	EF
Erdnussöl, 1 EL	82	9	F
Erdnussöl, *Vitaquell*	819	91	F
Erfrischungs-stäbchen, 1 Pkg.	257	7	K
Escorial grün, 56 %, 2 cl	80	0	
Eselsmilch, 0,25 l	103	2,5	E
Eskariol	17	0,2	V

Lebensmittel (verzehrbarer Anteil)	Kilo-kalorien	Fett	Nährwert
	kcal	g	
Espresso	0	0	
Espresso mit Zucker, 1 Tasse	26	0	K
Esrom Hart- und Schnittkäse, *Arla*	325	25	EF
Essig, 1 EL	3	0	
Essig, 6 % Säure	18	0	
Esskastanien	196	1,9	B
Esskastanien, 8 St.	94	0,9	B
Estragon, gehackt, 1 EL	3	<0,1	V
Eszet Schnitten, Vollmilch, *Sarotti*	530	30,5	FK
Euka Menthol, *Storck*	387	0,1	K
Exportbier, 0,5 l	235	0	
Express-Reis Spitzen-Langkorn, *Uncle Ben's*	144	1	K
Exquisa fitline Drink, 0,1 % Fett, i.D.	56	0,1	
Fadennudeln	359	3	K
Fagottini Ricotte e Basilico, FP, *Buitoni*	364	11	K
Fan Gums, *Haribo*	330	0	K
Fanfare, Waffel-röllchen, 1 St.	32	2	FK
Fanta Orange, 0,2 l	82	0	K
Fanta Orange light, 0,2 l	5	0	K
Farfalle, *Buitoni*	352	2	K
Farfalle tricolore, *Buitoni*	352	2	K
Farinzucker	386	0	K
Farmers-Gemüse, TK, *Iglo*	35	0,2	MV
Fasan, mit Haut	154	6.6	E
Fastentrank, *Schoenenberger*	28	0	
Federkohl	37	0,9	V
Feige, frisch	60	0,4	MV

Lebensmittel (verzehrbarer Anteil)	Kilo-kalorien	Fett	Nährwert
	kcal	g	
Feige, frisch, 1 St., 60 g	36	0,2	MV
Feige, getr.	242	1,3	BK
Feige, getr., 1 St., 15 g	36	0,2	BK
Feige , kandiert	296	0,2	K
Felchen	100	3,2	E
Feldsalat	14	0,4	MV
Fenchel	24	0,3	MV
Fenchelkraut	20	+	
Fendant, 0,25 l	167	0	
Ferrero Küsschen, 1 St.	54	4,1	FK
Ferrero Rocher, 1 St.	72	5,2	FK
Fetaki, *Mang Käsewerk*	220	17	EF
Fettuccine Fileto di Pollo, TK, *Frosta*	119	5	EF
Feuerzangenbowle, 0,2 l	334	0	K
Filegro in Kräuter-sauce, TK, *Iglo*	113	6	EF
Filegro Müllerin Art, TK, *Iglo*	131	5,4	EF
Filet di Mar, TK, *Frosta*, i.D.	99	5,2	EF
Finesse Schinken, *Herta*, i.D.	106	2	E
Finocchio	24	0,3	V
Fischerpfanne, TK, *Frosta*, i.D.	107	4,6	
Fischfilet Limanda Aspera, TK, *Eismann*	160	8	EF
Fischfilet Müllerin Art, TK, *Bofrost*	134	5,4	E
Fischfrikadelle, TK, *Iglo*	152	1,8	EK
Fischfrikadellen Büsumer Art, TK, *Frosta*	173	6,7	E

E
F

Lebensmittel (verzehrbarer Anteil)	Kilo-kalorien	Fett	Nährwert	Lebensmittel (verzehrbarer Anteil)	Kilo-kalorien	Fett	Nährwert
	kcal	g			kcal	g	
Fischpfanne Francaise, TK, *Frosta*	62	0,5	E	Fix & frisch für Pfannen-Gyros, *Maggi*, 1 Port.	357	15,8	
Fischstäbchen, TK, *Eismann*	188	8	EF	Fix & frisch für Roulachen, *Maggi*, 1 Port.	292	8,1	K
Fischstäbchen, TK, *Iglo*	203	8,2	EF	Fix & frisch für Schweinebraten, *Maggi*, 1 Port.	248	14,1	FK
Fish & Chips Sweet Hot Dip, TK, *Frosta*	191	6,8	FK	Fix & frisch für Seelachs in Kräutersahne, *Maggi*, 1 Port.	527	35,7	FK
Fisolen	32	0,2	V	Fix & frisch für Spaghetti Napoli, *Maggi*, 1 Port.	351	5,3	K
Fitness & Fruits, *Nestlé*, 1 Port. (30 g + 125 ml fettarme Milch)	185	0,9	K	Fix & frisch für ungarisches Gulasch, *Maggi*, 1 Port.	177	6,8	EK
Fitness Chocolate, *Nestlé*, 1 Port. (30 g + 125 ml fettarme Milch)	160	1,7	K	Fix für Pfannengerichte chinesisch süßsauer, *Uncle Ben's*	87	0,1	K
Fix & frisch für Bologneser Gratin, *Maggi*, 1 Port.	521	24,6	K	Fix für Putengeschnetzeltes, *Knorr*, 1 Pkg.	199	12	FK
Fix & frisch für Broccoligratin, *Maggi*, 1 Port.	194	13,7	FK	Fix für Sauerbraten, *Knorr*, 1 Pkg.	161	5	K
Fix & frisch für Chili con Carne, *Maggi*, 1 Port.	234	9,1	K	Fix für Schweinebraten, *Knorr*, 1 Pkg.	178	6	K
Fix & frisch für Chinapfanne Chop Suey, *Maggi*, 1 Port.	290	13,5	K	Fix für Spaghetti Bolognese, *Knorr*, 1 Pkg.	152	4	K
Fix & frisch für Gulasch, *Maggi*, 1 Port.	275	10	FK	Fix für Würstchengulasch, *Knorr*, 1 Pkg.	143	7	K
Fix & frisch für Hackbraten, *Maggi*, 1 Port.	259	10,1	FK	Fix für Zucchinipfanne Toscana, *Knorr*, 1 Pkg.	160	4	K
Fix & frisch für Käsespätzle, *Maggi*, 1 Port.	692	20,6	FK	Fladenbrot, Vollkorn	367	3	BK
Fix & frisch für Lachs-Sahne-Gratin, *Maggi*, 1 Port.	625	50,7	FK	Flädlesuppe, *Knorr*, 1 Port.	53	1	FK
Fix & frisch für Lasagne, *Maggi*, 1 Port.	646	35,1	FK	Flammkuchen, TK, *Wagner*, ½ Flammkuchen	363	21,6	FK

Lebensmittel (verzehrbarer Anteil)	Kilo-kalorien	Fett	Nährwert	Lebensmittel (verzehrbarer Anteil)	Kilo-kalorien	Fett	Nährwert
	kcal	g			kcal	g	
Fleckhering	217	16	F	Fleischwurst	296	28,5	F
Fleisch, s. einzelne Tierarten				Fleischwurst, fränkische, *Du darfst*	231	19	EF
Fleischbrühe, gekörnt, 1/4 l	10	0,5		Fleischwurst, Truthahn-, *Höhenrainer*	166	12	EF
Fleischextrakt, 1 TL	15	1	EF	Fliederbeeren	54	1,7	V
Fleischkäse	297	27,5	F	Fliederbeersaft, ungesüßt	38	*	
Fleischkäse, Truthahn, Stuttgarter Art, *Höhenrainer*	193	15	EF	Flunder	72	0,7	E
Fleischklößchen, TK, *Bofrost*	194	14	EF	Flunder, geräuchert	110	1,9	E
				Flussbarsch	81	0,8	E
Fleischklößchensuppe, *Maggi*, 1 Pkg.	200	4	K	Flusskrebs	65	0,5	E
				Flusskrebs, 1 St.	29	0,2	E
Fleischpastete, i.D.	250	15	F	Focaccia Pomodori, TK, *Eismann*	286	10	FK
Fleischpastete, Truthahn-, *Höhenrainer*, i.D.	230	19	EF	Foie de canard Pâté, 1 EL	65	3	F
Fleischrotwurst	425	36	F	Foie gras	230	9	F
Fleischsalat, *Weight Watchers*, 1 Port.	138	9	EF	Foie gras, Bloc	200	9	F
				Foie gras, Mousse de, 1 EL	80	3	F
Fleischsalat, feiner, *Homann*	310	30,8	F	Foie gras au naturel	250	9	F
Fleischsalat, herzhaft, *Hengstenberg*	320	32	FK	Fondantwürfel, 1 St.	60	0	K
Fleischsalat, leicht, *Hengstenberg*	197	17,9	E	Fondor, Streuwürze, *Maggi*, 1/2 TL	0	0	
Fleischsalat mit Gurken und Gewürzen, *Du darfst*	202	17	F	Fondor, Würze, *Maggi*, 1 Würfel	0	0	
				Forelle	102	2,7	E
Fleischsalat mit Kräutern, *Nadler*	302	30	F	Forelle, geräuchert	120	4	E
				Framboise, 2 cl	65	0	
Fleischsalat mit Salatcreme, *Nadler*	302	30	F	Frankfurter Kranz, 1 St.	446	23,5	FK
Fleischsuppe, Instant, 1 Port.	14	1	F	Frankfurter Würstchen, i.D.	272	24,4	F
				Freiburger Vacherin	372	28	EF
Fleischsuppe, Klare, 1 Port.	15	1	F	French Dressing, *Kraft*	168	13	F
				French Dressing, *Weight Watchers*	54	0,5	

Lebensmittel (verzehrbarer Anteil)	Kilo-kalorien	Fett	Nährwert
	kcal	g	
Freschino, *Champignon*	314	30	F
Friesenkrabben, Dose	92	2,5	E
Frikadelle, *Höhenrainer*	199	11	EF
Frikadelle, TK, *Bofrost*, 1 St., 75 g	171	12	EF
Frikadellen Unsere Beste, *Herta*	280	16	EF
Frikassee, Huhn, TK, *Iglo*, 2-3 Port.	468	21	F
Frischeschale Kräuter, *Du darfst*	191	11	EK
Frischeschale Salami, *Du darfst*	263	19	EF
Frischette, 20 % Fett i. Tr., *Adler*	145	5	EF
Frischgemüse-Topf, *Erasco*	53	2,9	
Frischkäse Joghurt natur, Exquisa, *Karwendel*	157	13	EF
Frischkäse, körniger	81	2,9	EF
Frischkäse mit Buttermilch Finesse, 3/4 Fett, *Du darfst*	132	8	EF
Frischkäse mit Gemüse Finesse, 3/4 Fett, *Du darfst*	130	8	EF
Frischkäse Philadelphia, Doppelrahmstufe Natur, *Kraft*	285	27,5	EF
Frischkäse Vital, Exquisa, *Karwendel*	90	4	EF
Friséesalat	17	0,2	V
Frites, TK, *McCain*	141	4,5	FK
Froop, Frucht auf Joghurt, *Müller*, i.D.	111	3	K

Lebensmittel (verzehrbarer Anteil)	Kilo-kalorien	Fett	Nährwert
	kcal	g	
Froop, Trinkjoghurt, *Müller*, i.D.	97	2,9	K
Froot Loops, *Kellogg's*, 1 Port. (30 g + 125 ml fettarme Milch)	174	3	K
Frosties, *Kellogg's*, 1 Port. (30 g + 125 ml fettarme Milch)	185	3	K
Fruchtaufstrich, Apfel-Ananas, *Natreen*	88	0,1	K
Fruchtaufstrich, Aprikose, *Natreen*	89	0,1	K
Fruchtaufstrich, Erdbeer, *Du darfst*	144	0,2	K
Fruchtaufstrich, Pflaumenmus, *Natreen*	96	0,3	K
Fruchtaufstrich, Waldfrucht, *Natreen*	83	1,4	K
Fruchtaufstrich Samt, Erdbeer, *Schwartau*, 1 TL	17	0,1	K
Fruchtaufstrich Vitamin-Frühstück, *Schwartau*, 1 TL	27	+	K
Fruchtbombe, *Schwartau*, i.D.	79	0	K
Fruchtbonbon, 5 g	19	(0)	K
Fruchtbuttermilch, *Frischli*, i.D.	54	0	E
Fruchtbuttermilch, *Weihenstephan*, 500 g, i.D.	319	2,1	EK
Fruchtcocktail, Libbys Obstkonserven, *Nestlé*	72	0,1	K
Früchte-Mix, rot, *Granini*	38	0,2	K
Früchtetraum, *Ehrmann*	136	4,8	FK

Lebensmittel (verzehrbarer Anteil)	Kilo-kalorien kcal	Fett g	Nährwert
Früchtetraum, 0,1 % Fett, *Ehrmann*	89	0,1	K
Früchte-Vollkorn-Müsli, *Kölln*	373	11,3	BK
Fruchtgummi, *Haribo*, i.D.	338	0	K
Fruchtgummi, *Natreen*, i.D.	198	0,2	K
Fruchtjoghurt, *Weihenstephan*, i.D.	101	2,8	EF
Fruchtjoghurt, Mertinger, *Zott*	98	3	
Fruchtkaltschale, FP, 1 Port.	180	0	K
Frucht-Kefir, 1,5 % Fett	86	1	E
Frucht-Kefir, vollfett	99	3	EF
Fruchtkonfitüre, 1 TL, i.D.	27	+	K
Fruchtnektar, 0,2 l, i.D.	134	0	K
Fruchtprickler Exotic, *Granini*	27	0,2	K
Fruchtquark Der Sahnige, *Exquisa*, i.D.	135	6,1	EF
Fruchtsaft, gesüßt, 0,2 l, i.D.	101	0	K
Fruchtsaft, mit Süßstoff, 0,2 l, i.D.	80	0	
Fruchtsaft, s. einzelne Sorten			
Fruchtsaft, ungesüßt, 0,2 l, i.D.	80	0	V
Fruchtsaftgetränk, Grapefruit, *Natreen*, 0,2 l	36	0,2	K
Fruchtsaftlikör, 30 %, 2 cl	47	0	K

Lebensmittel (verzehrbarer Anteil)	Kilo-kalorien kcal	Fett g	Nährwert
Fruchtsalat mit Joghurt-Creme	104	3	KV
Fruchtschnitte, *Natreen*, 1 St.	72	0,1	K
Fruchtschnitte Orange, *Schneekoppe*	331	3,5	K
Fruchtschnitte Sanddorn, *Schneekoppe*	327	3,4	K
Fruchtsirup, 1 EL	43	0	K
Fruchtstrudel, *Campina*, i.D.	105	2,8	K
Fruchtzucker, 1 EL	80	0	K
Fruchtzucker, 1 TL	40	0	K
Fruchtzucker, *Schneekoppe*	400	0	K
Fruchtzuckerbonbon, 1 St.	19	0	K
Fruchtzuckerbonbon, *Sionon*	390	0	K
Fruchtzuckerschokolade, i.D.	553	36,1	FK
Fruchtzwerge, *Danone*, 1 Becher, 50 g	58	1,8	K
Fruchtzwerge, weniger süß, *Danone*	107	3,5	K
Fruchtzwerge-Drink, *Danone*, 1 Fläschchen	83	1,6	K
Fructusan, 1 TL	22	0	K
Frühlingsquark, *Milram*	145	10	EF
Frühlingsquark leicht, *Milram*	82	2,4	E
Frühlingsrolle, TK, 1 St., 150 g, i.D.	230	7	FK
Frühlingstopf mit Hühnerfleisch, *Minuto*, *Birkel*	92	4	K
Frühlingszwiebel	23	0,5	V

Lebensmittel (verzehrbarer Anteil)	Kilo-kalorien	Fett	Nährwert
	kcal	g	
Frühstück zum Trinken, Banane, *Schwartau*	233	0	K
Frühstücksfleisch, i.D.	294	25,4	F
Frühstücks-Konfitüre Extra, *Zentis*, 1 TL, i.D.	25	+	K
Frühstücksspeck, gekocht	611	58	F
Frühstücksspeck, kross gebraten, ohne Fett	330	24	F
Frühstücksspeck, roh	658	60	F
Frutin, 1 TL	20	0	
Fruttina Frucht-Dessert, Zitrone, *Dr. Oetker*, 1 Port.	368	0	K
Fruttis, *Campina*, i.D.	81	0,2	K
Fünf-Minuten-Terrine, Hühner-Nudeltopf, *Maggi*	359	6,5	FK
Fünf-Minuten-Terrine, Kartoffelbrei mit Röstzwiebeln und Croûtons, *Maggi*	462	24,6	F
Fünf-Minuten-Terrine, Nudeln in Rahmsoße, *Maggi*	415	14,2	FK
Fürst-Pückler-Eiscreme, *Natreen*	114	3,9	FK
Gala-Pudding, Bourbon-Vanille, *Dr. Oetker*, 1 Port.	131	2	K
Galetta Creme-Dessert, Vanille, *Dr. Oetker*, 1 Port.	138	2,3	K
Gans	342	31	F
Gänsebrust, geräuchert	190	10	F

Lebensmittel (verzehrbarer Anteil)	Kilo-kalorien	Fett	Nährwert
	kcal	g	
Gänseleber, frisch	131	4	EF
Gänseleber, Stopf-	500	18	F
Gänselebercreme, 50 %, i.D.	400	40	F
Gänselebercreme, 50 %, 1 EL, i.D.	80	8	F
Gänseleberpastete	247	18	EF
Gänseleberterrine, 75 %, i.D.	600	60	F
Gänseleberterrine, 75 %, 1 EL, i.D.	120	12	F
Gänseschmalz	896	99,5	F
Gänseschmalz, 1 EL	90	10	F
Garnele	87	1,4	E
Garnele, geschält, 1 St., 39 g	34	0,5	E
Garnelen, Tiefsee-, TK, *Eismann*	82	<1	E
Gartengemüse in Aspik, *Höhenrainer*	49	1	
Gartenkräuter-dressing, 1 EL	3	+	
Gartenkresse	33	0,7	MV
Gartenkresse, 1 Kästchen, 25 g	8	0,2	MV
Gartenmelde	20	0,3	V
Gebäck, s. einzelne Sorten, auch Diabetiker			
Gebirgsenzian, 38 %, 2 cl	55	1	
Gebrannte Mandeln	600	55	FK
Geflügelbratwurst, *Herta*	132	8	EF
Geflügel-Consommé, *Lacroix*	27	1,8	
Geflügelcreme-Suppe, *Maggi*, 1 Port.	150	11	EF

Lebensmittel (verzehrbarer Anteil)	Kilo-kalorien kcal	Fett g	Nährwert
Geflügel-Fleischkäse, *Wiesenhof*	236	20	EF
Geflügelfleischsalat, *Homann*	315	31	F
Geflügelfleischsalat, *Nadler*	288	28	F
Geflügelfond, *Lacroix*	9	0	
Geflügelfrikadelle, *Wiesenhof*	205	13,3	EF
Geflügelgelatine, 25 g	60	4	E
Geflügelleber-Pâté	247	18	EF
Geflügelleberwurst, *Du darfst*	262	22	F
Geflügelleberwurst, *Gutfried*	244	20	EF
Geflügelleberwurst, fein, *Wiesenhof*	230	18	EF
Geflügelleberwurst, grob, *Wiesenhof*	198	14	EF
Geflügelmortadella mit Pistazien, *Du darfst*	141	9	F
Geflügel-Nuggets, *Wiesenhof*	191	7,6	E
Geflügelpfanne Active, TK, *Eismann*	70	2	E
Geflügelsalat, *Du darfst*	136	7,4	EF
Geflügelsalat, *Weight Watchers*, 1 Port.	168	7,2	EF
Geflügelsalat mit Ananas und Mandarinen, *Nadler*	197	17	F
Geflügel-Sticks, TK, *Iglo*	218	10	E
Geflügelwurst, mager, 30 g, i.D.	32	1,4	E

Lebensmittel (verzehrbarer Anteil)	Kilo-kalorien kcal	Fett g	Nährwert
Geflügelwürstchen, Saitling, *Meica*, 1 St.	77	6	EF
Geheimratskäse, 45 % Fett i. Tr.	326	25,4	EF
Geiß	149	7,9	E
Gekochte Klöße, 1 St.	88	0,5	K
Gelatine, Blatt-, *Dr. Oetker*, 10 g	35	0	E
Gelatine, gemahlen, *Dr. Oetker*, 1 Pkg.	35	0	E
Gelbe Rüben	25	0,2	V
Gelbwurst, *Höhenrainer*	156	10	F
Gelbwurst, 30 g, i.D.	84	8,1	F
Gelee nach Hausfrauenart, *Schwartau*, i.D.	253	1	K
Gelees: Berries, *Haribo*	341	0	K
Gelfix 1 : 1, *Dr. Oetker*, 1 Pkg., 20 g	50	0,1	
Gelfix 2 : 1, *Dr. Oetker*, 1 Pkg., 25 g	65	+	K
Gelier-Fruchtzucker, *Schneekoppe*	385	0	K
Gelier-Süße, *Sionon*	394	0	K
Gelierzucker Extra 2 : 1, *Dr. Oetker*	396	0	K
Gelin	0	0	
Gemischter Aufschnitt, Rohwurst, *Du darfst*	194	10	E
Gemüseaufstrich, *grano Vita*	90	2,6	
Gemüsebouillon, *Knorr*, 1/4 l	10	1	
Gemüsebrühe, hefefrei, *Naturata*	184	<0,5	K
Gemüsebrühe, klar, *Maggi*, 1/4 l	8	0,3	FK

F
G

Lebensmittel (verzehrbarer Anteil)	Kilo-kalorien kcal	Fett g	Nährwert
Gemüsebrühe, natriumarm, *Heirler*, 1 Port.	20	1,5	
Gemüse-Burger, TK, *Iglo*, 1 Port.	134	6	FK
Gemüse-Chili, FP, *Du darfst*, 1 Port.	257	3,7	K
Gemüsecremesuppe, Instant, *Du darfst*	115	2	K
Gemüsecremesuppe mit Croûtons, Instant, *Knorr*, 1 Port.	93	4	FK
Gemüseeintopf, *Erasco*	34	0,8	MV
Gemüsegericht mit Pasta, TK, *Iglo*	84	2,1	K
Gemüsegericht mit Reis, TK, *Iglo*	80	2,2	K
Gemüsegouda, 30 % Fett i. Tr., *Du darfst*	264	16	EF
Gemüsekonserve, (außer Erbsen), i.D.	17	0,2	
Gemüsemischung Lust auf Gemüse Baby-karotten, *Iglo*, 300 g	243	14,1	MV
Gemüsemischung Mexico, *Bonduelle*	59	0,7	K
Gemüse-Nudel-Sup-pe, *Maggi*, 1 Port.	134	1,3	K
Gemüsepfanne, Amerikanisch, TK, *Frosta*	80	4,4	
Gemüsepfanne, asiatisch, TK, *Frosta*	54	2,3	
Gemüse-Putenwurst, *Du darfst*	103	3	E
Gemüseravioli, *Maggi*, 1 Dose, 800 g	592	8	FK

Lebensmittel (verzehrbarer Anteil)	Kilo-kalorien kcal	Fett g	Nährwert
Gemüse-Reispfanne, TK, *Eismann*	81	1	K
Gemüse-Reistopf, *Erasco*, 1 Port.	54	2	K
Gemüsesaft	30	0	V
Gemüsesaft, Bio, *Rabenhorst*, 0,2 l	34	0,4	V
Gemüsestäbchen, TK, *Iglo*	191	8,5	FK
Gemüsesuppe mediterran, Feel good, *Maggi*, 1 Port.	68	0,4	MV
Genever, 2 cl	65	0	
Germ, Bäcker-, 20 g	16	0,2	V
Germknödel mit Mohnzuckermi-schung, TK, *Iglo*	274	4,5	K
Gerste, entspelzt, ganzes Korn	315	2,1	BK
Gerstengrütze	310	1,5	BK
Gerstengrütze, 1 EL	62	0,3	BK
Gerstenmehl, Vollkorn	348	1,9	BK
Geschnetzeltes Züri-cher Art mit Spätzle, *Erasco*	79	3,3	EK
Geselchtes	315	28	F
Gewürzgurke, Bio, *Hengstenberg*	32	0,2	K
Gewürzgurke, *Kühne*	23	0,1	
Gewürzgurken, Spreetaler, *Bautzner*	10	0,2	
Gewürzketchup, *Develey*	108	0,6	K
Gewürzmischung, 1 TL	3	+	
Giandor-Schokolade	605	43	FK
Gin, 45 %, 2 cl	48	0	
Gin Fizz (5 cl Gin), 0,2 l	179	+	

Lebensmittel (verzehrbarer Anteil)	Kilokalorien	Fett	Nährwert
	kcal	g	
Ginger Ale, *Schweppes*, 0,2 l	74	0	K
Gin-Tonic (2 cl Gin), 0,2 l	140	0	
Giotto, *Ferrero*, 1 St.	26	1,9	FK
Gipferl (Hefeteig), 1 St.	140	10	FK
Glühwein, 0,2 l, i.D.	172	0	
Glutamat, 1 TL	10	0	E
Gnocchi, *Hilcona*	191	3,3	K
Gnocchi, gefüllt, Pomodoro Mozzarella, *Hilcona*	94	3,6	K
Gnocchi Basilico, *Hilcona*	186	2,7	K
Gnocchi di patate, gekühlt, *Buitoni*, 200 g	266	1	K
Goldbarsch	105	3,6	E
Golden Longs, TK, *McCain*	175	7	FK
Golden Smiles, TK, *McCain*	181	9	FK
Goldknusperfilets Goldback, TK, *Iglo*	215	11	FK
Goldmais, *Bonduelle*	72	1,3	KV
Goldmais Range bunter Mix, *Bonduelle*	54	1,4	K
Goldmais Range Texas-Mix, *Bonduelle*	66	1,6	K
Goldrom-Käse, 50 % Fett i.Tr.	361	30	F
Gorgonzola	360	31,2	F
Gorgonzola Dolcelatte, *Galbani*	394	36	F
Götterspeise, *Dr. Oetker*, 1 Becher, i.D.	109	0	K
Götterspeise Himbeer, *Natreen*, 1 Port.	21	0	
Göttinger Wurst, i.D.	297	25,5	F

G

Lebensmittel (verzehrbarer Anteil)	Kilokalorien	Fett	Nährwert
	kcal	g	
Gouda, 40 % Fett i. Tr., 30 g	90	6,7	EF
Gouda, 45 % Fett i. Tr., *Milram*	347	27	EF
Gouda, 48 % Fett i. Tr., *Hochland*	356	29	
Gouda, *Weight Watchers*	267	17,1	EF
Gouda Scheiben, 30 % Fett i. Tr., *Du darfst*	260	16	EF
Goulasch, s. Gulasch			
Gourmet Baguette, Provence, TK, *Iglo*	286	14	FK
Gourmet Baguette, Vierkäse, TK, *Iglo*	325	14	FK
Gourmet-Bouillon, *Maggi*, i.D.	3	0,1	
Gourmetleberwurst, *Höhenrainer*	326	30	F
Grahambrot	201	1	B
Grahambrot, 1 Scheibe, 40 g	80	0,4	B
Grammel	182	10	F
Granadilla	63	0,4	V
Granatapfel	74	0,6	V
Grand Marnier, 2 cl	64	0	
Granola, *De Beukelaer*	495	24,5	FK
Grapefruit	45	0,2	V
Grapefruit, 1 St., 250 g	113	0,5	V
Grapefruitsaft, gesüßt, 0,2 l	116	0,2	K
Grapefruitsaft, Trinkgenuss, *Granini*	40	<0,2	V
Grapefruitsaft, ungesüßt, 0,2 l	94	0,2	V
Graubrot	210	1	B

Lebensmittel (verzehrbarer Anteil)	Kilo-kalorien	Fett	Nährwert	Lebensmittel (verzehrbarer Anteil)	Kilo-kalorien	Fett	Nährwert
	kcal	g			kcal	g	
Graubrot, 1 Scheibe, 40 g	84	0,4	B	Grüner Pfeffer, *Hengstenberg*	26	0,8	
Graupen, Gersten-	338	1,4	EK	Grünkern, 1 EL	65	0,5	BK
Graupen, Gersten-, 1 EL	67,6	0,28	EK	Grünkern-Gemüse-Bratling	144	6	B
Greyerzer, 45 % Fett i. Tr.	399	32,1	F	Grünkerngrieß, *Mondamin*	336	3	K
Greyerzer, 45 % Fett i. Tr., 20 g	80	6,4	F	Grünkernmehl, *Mondamin*	335	3	K
Grieben	182	10	F	Grünkohl	37	0,9	BV
Griebenschmalz	920	99	F	Grünkohl, TK, *Iglo*	29	0,5	V
Griechischer Hirten-salat, *Nadler*	118	6	F	Grützwurst, i.D.	210	11	F
Grieß	328	1	BK	Guacamole Dip, *Kattus*	81	8	FK
Grieß, 1 EL	49	0,2	BK	Guave	35	0,5	V
Grießauflauf	108	5	K	Guave, 1 St., 150 g	53	0,8	V
Grießbrei, mit Milch, 1 Port.	310	11	FK	Gugelhupf, BM, *Dr. Oetker*, 1 St.	159	8,2	FK
Grießbrei, *Dr. Oetker*, 1 Becher	189	3	K	Guinness, GB, 1/2 Pint	94	0	
Grießbrei, *Mondamin*	95	1,5	K	Guinness, Übersee, 0,33 l	216	0	
Grießbrei, *Müller*, i.D.	120	3,7	K	Gulasch, Rind, Dose	125	6	EF
Grießpudding mit Schoko-Soße, *Puddis*	101	2,3	K	Gulasch, Rind, TK	155	9	EF
Grießpudding natur, *Landliebe*	151	7,6	FK	Gulaschsoße, zube-reitet, *Maggi*, 1/4 l	128	6,3	F
Grießschnitte	174	6	FK	Gulaschsuppe, *Knorr*, 1 Port.	136	8	EF
Grießtraum, *Ehrmann*	131	4,3	K	Gulaschsuppe, *Knorr-Unox*, 1 Port.	156	10	EF
Grillhaxe, TK, *Eismann*	150	7	EF	Gulaschsuppe, ungarische	40	2,8	F
Grill-Relishes, *Kraft*, 1 EL	64	0		Gulaschtopf, Minuto, *Birkel*	107	4	K
Grog, (4 cl Rum, 2 St. Zucker)	133	0	K	Gummibären, *Haribo*	343	0	K
Grüne Bohnen extra fein, *Bonduelle*	24	0,5	BV	Gurke	12	0,2	V
Grüne Nudeln, gekocht (= 30 g roh)	109	0,4	K	Gurken, Honig-, *Kühne*	84	0,3	K
Grüne Nudeln, roh (= 350 g gekocht)	362	1,2	K				

Lebensmittel (verzehrbarer Anteil)	Kilo-kalorien kcal	Fett g	Nährwert
Gurkenhappen, Schlesische, feinwürzig, *Kühne*	36	0,2	
Gurkenviertel Sticksi, *Hengstenberg*	44	0,2	
Gustin, *Dr. Oetker*	346	0,1	K
Gustin, *Dr. Oetker*, 1 TL	17	+	K
Gutsel, 1 St.	19	*	K
Gutswurst, *Höhenrainer*	162	10	EF
Gyros-Reispfanne, TK, *Eismann*	118	6	E
Hackbällchen	251	16	EF
Hackepeter	320	30	F
Hackfleisch, gemischt	221	16	EF
Hackfleisch, Rind	216	14	EF
Hacksteaks, Schalenmenü, *Erasco*	83	4,1	EF
Haferfleks, knusprige, *Kölln*	383	5,5	BK
Haferfleks, knusprige, Schoko, *Kölln*	381	4,2	K
Haferfleks mit Kleie, *Kölln*	328	6,7	BK
Haferflocken, fein, Bio, *NaturataSpielb.*	348	7	BK
Haferflocken, Instant, *Kölln*	350	6,8	BK
Haferflocken, Vollkorn	352	7	BK
Hafergrütze	371	5,8	K
Haferkleieflocken, *Kölln*	321	8,5	BK
Haferkorn, *Wasa*, 1 Scheibe	47	0,5	K
Hafermehl, 1 EL	75	1,4	K
Hagebuttenmarme-lade, 1 TL	30	0	K

Lebensmittel (verzehrbarer Anteil)	Kilo-kalorien kcal	Fett g	Nährwert
Hagebuttenmarme-lade, *Fructusan*, 1 TL	25	0	K
Hähnchen frites, TK, *Bofrost*	252	13,9	EF
Hähnchenbrust, mit Haut	145	6,2	E
Hähnchenbrustfilet, paniert, TK, *Eismann*	109	1	E
Hähnchenbrustfilet, unpaniert, TK, *Eismann*	89	1	E
Hähnchenbrust-Pastete, *Wiesenhof*	135	5	E
Hähnchen-Curry, TK, *Frosta*	110	2	EK
Hähnchen-Dippers mit Käse, TK, *Iglo*	186	5,5	EK
Hähnchenfleisch	166	9,6	EF
Hähnchenflügel, *Wiesenhof*	179	11,6	EF
Hähnchenherzen	124	5,3	E
Hähnchenkeule mit Haut	174	11,2	EF
Hähnchenschenkel, *Wiesenhof*	110	3,1	E
Hähnchenstäbchen, TK, *Iglo*	139	0,9	EK
Haifisch	130	10	F
Haifischsteak	270	21	EF
Halbbitter-Kuvertüre	396	11	FK
Halbfettbutter, *Du darfst*	365	39	F
Halbfettmargarine, 10 g	37	4	F
Halbfettmargarine, 39 % Fett, *Lätta*	367	39	F
Hallimasch	19	0,7	BM
Halwa	379	2	K

Lebensmittel (verzehrbarer Anteil)	Kilo-kalorien kcal	Fett g	Nährwert
Hammel, s. Lamm und Schaf			
Handkäse	126	0,7	E
Hanuta, *Ferrero*, 1 St.	115	6,8	FK
Hanuta Mini, *Ferrero*, 1 St.	56	3,3	FK
Happen, Riesen, *Langnese*, 1 St.	115	4	FK
Hartkäse, 30 % Fett i. Tr., *Karwendel*	299	19	F
Hartweizen-Eier-nudeln, No. 1, *Birkel*	359	3	K
Hartweizennudeln Genuss pur, *3 Glocken*	350	2	K
Hartwurst, i.D.	550	35	F
Harzer Käse	126	0,7	E
Hase	113	3	E
Hasel-Nougat-Creme, *grano Vita*, 1 TL	55	3,7	FK
Haselnüsse, gehackt, gemahlen, *Schwartau*	709	65	FV
Haselnuss-Fruchtschnitte fruity, *Schwartau*	374	13,3	FK
Haselnusskerne, 4 St., 6 g	40	3,6	FV
Haselnuss-Krokant, *Schwartau*	476	16	FK
Haselnusskuchen, BM, 1 St.	198	9	FK
Haselnussmus, 20 g	130	12,6	F
Haselnussöl, *Vitaquell*	819	91	FV
Hausmachersenf, *Develey*	238	6,9	K
Hecht	82	0,9	E
Hefe, Bäcker-, 1 Würfel	33	0,5	V
Hefe, Bier-, 1 EL	35	0,6	V
Hefe, Bier-, flüssig, *Dr. Ritter*, 1 EL	8	0	V
Hefe, Bier-, Pulver, *Cenovis*, 1 EL	32	0,4	V
Hefe, frische, *Dr. Oetker*	127	1,9	V
Hefe, Trocken-	16	0,3	
Hefeflocken, honig-süße, *Vitam*	371	8	KV
Hefe-Obstkuchen-teig, *Mondamin*, 1 Pkg.	420	11	FK
Hefeteig, BM, *Dr. Oetker*	247	0,9	K
Hefeteig für Kuchen, *Wagner*	260	5,2	K
Hefezopf, 1 Scheibe	150	4	K
Heidelbeeren	37	0,6	BV
Heidelbeeren mit Fruchtzucker, *Lihn*	82	1	K
Heidelbeeren ohne Zucker, Dose	24	0,4	B
Heidelbeermüsli, *Kölln*	378	10,2	FK
Heidelbeersaft, *Voelkel*	37	0,6	V
Heilbutt, schwarz, geräuchert	223	17,1	EF
Heilbutt, weiß	96	1,7	E
Heiße Tasse, Champignoncreme, *Erasco*	65	3,2	FK
Heiße Tasse, Chinesische Gemüse-suppe, *Erasco*	28	0,3	K
Heiße Tasse, Gemü-secreme, *Erasco*	55	2,6	K

Lebensmittel (verzehrbarer Anteil)	Kilo-kalorien	Fett	Nährwert
	kcal	g	
Heiße Tasse, Rinderkraftbrühe-Consommé, *Erasco*	25	1,5	
Heiße Tasse 85 % Gemüse, Gartengemüse, *Erasco*	41	0,4	
Heiße Tasse 85 % Gemüse, Kartoffel-Lauch, *Erasco*	40	0,5	
Heiße Tasse 85 % Gemüse, Sommergemüse, *Erasco*	38	0,5	
Heiße Tasse 85 % Gemüse, Strauchtomate, *Erasco*	48	0,4	
Heiße Tasse Hot & Spicy, i.D.	43	1,1	K
Heißer Becher, Huhn mit Nudeln, *Maggi*, 1 Pkg.	34	0,8	K
Heißer Becher, Tomatencreme mit Croûtons, *Maggi*, 1 Pkg.	73	2,8	K
Helle Soße, Instant, 4 EL	25	1	F
Helle Soße, *Knorr*, 1/4 l	137	6	FK
Hendl, gegart	189	9	EF
Henri, 60 % Fett i. Tr., *Bongrain*	323	28,7	F
Herbadox, 1 TL	6	0	
Heringsbecher, *Homann*	251	22,2	EF
Heringsbecher, *Nadler*	341	33	F
Heringsfilet	210	14	F
Heringsfilet in Dillsauce, *Nadler*	304	28	F

Lebensmittel (verzehrbarer Anteil)	Kilo-kalorien	Fett	Nährwert
	kcal	g	
Heringsfilet in Tomatensoße	204	15	F
Heringsmilch	109	2,8	E
Heringsrogen	131	3,1	E
Heringsröllchen, gegrillt, *Nadler*	139	11	EF
Heringssalat, *Du darfst*	173	13	F
Heringssalat mit Rote Bete, *Nadler*	267	23	F
Heringsstip	239	21	F
Heringstopf, *Nadler*	224	20,6	F
Herrenpilze	34	0	MV
Herzmuschelfleisch	77	1	E
Hickorynuss	692	72	FV
Himbeer-Cassis-Eiscreme, *Eismann*	194	6	K
Himbeere	33	0,3	BV
Himbeeren, TK, *Bofrost*	40	0,3	BV
Himbeergeist, 40 %, 2 cl	48	0	
Himbeergelee, 1 TL	24	+	K
Himbeerkonfitüre, 1 TL	25	+	K
Himbeersirup, 1 EL	53	0	K
Himbeerwasser, 2 EL Sirup, 0,2 l	106	0	K
Hippness, Erdbeer & Himbeer, *Hipp*	405	13	FK
Hippness, Flakes & Kokos, *Hipp*	419	14	FK
Hippness, Früchte Spezial, *Hipp*	378	10	FK
Hippness, Rote Beeren, *Hipp*	397	9	FK
Hippness, Waldbeeren, *Hipp*	377	5	K
Hirnwurst, 30 g, i.D.	84	8,1	F
Hirsch	112	3,3	E

H

Lebensmittel (verzehrbarer Anteil)	Kilo-kalorien	Fett	Nährwert
	kcal	g	
Hirschbraten Gutsherrenart, TK, *Eismann*	96	4	E
Hirschbraten in Rahmsoße, TK, *Bofrost*	109	4,3	EF
Hirschgulasch, TK, *Bofrost*	108	3,5	E
Hirse, 20 g	70	0,8	
Hirseflocken	354	4	K
Hirsesuppe, *Heirler*, 1 Port.	63	1,5	K
Hirsevollkornflocken	354	4	K
Hit, *Bahlsen*	506	24	FK
H-Milch	64	3,5	F
H-Milch, fettarm, 1,5 % Fett	47	1,5	
Hobbits, *Bahlsen*, i.D.	477	24	FK
Hobelkäse, 50 % Fett i. Tr., 30 g	142	11,4	EF
Holländer-Scheib-letten, *Kraft*	250	18	EF
Holler, schwarz	54	1,7	BV
Holunderbeeren, schwarz	54	1,7	BV
Holunderbeerensaft, 0,2 l	76	*	V
Holunder-Kirsch-Fruchtaufstrich, Diät, *Schneekoppe*	173	0,6	K
Holzfällerschinken, *Herta*	227	15	EF
Honey Loops, *Kellogg's*, 1 Port. (30 g + 125 ml fettarme Milch)	169	3	K
Honig, 1 EL	81	0	K
Honig, 1 TL	33	0	K

Lebensmittel (verzehrbarer Anteil)	Kilo-kalorien	Fett	Nährwert
	kcal	g	
Honig, 20 g	65	0	K
Honigmelone	54	0,1	MV
Hörnchen	152	3	FK
Hot Dog, *Wagner*	236	10,3	F
Hot Dog Kentucky mit Brötchen, *Zimbo*, 1 St.	319	19,8	FK
Hot Ketchup, 1 EL	21	+	K
Hot Wings, *Wiesenhof*	187	12,8	EF
Huhn, Brat-	166	9,6	EF
Huhn, Leber	136	4,7	EF
Huhn, Magen	113	4,2	E
Huhn, s.a. Hähnchen			
Huhn, Suppen-	257	20,3	EF
Huhn Toscana, FP, *Du darfst*, 1 Port.	302	5	EK
Hühnerfett	900	100	F
Hühnerfrikassee, Schalenmenü, *Erasco*	105	3,1	E
Hühnerfrikassee, TK, *Iglo*, 260 g	180	8,2	EF
Hühnerfrikassee, TK, Menü, *Bofrost*, 300 g	330	19	EF
Hühnerkraftbouillon, Klare Suppen, *Knorr*, 1/4 l	13	1	
Hühnerleber	136	4,7	E
Hühner-Nudeltopf, *Erasco*	53	0,5	EK
Hühner-Nudeltopf, *Maggi*	270	2	EK
Hühnersuppe, klar, *Maggi*, 1/4 l	35	3,2	F
Hühnersuppe mit Nudeln, *Knorr*, 1 Port.	72	1	
Hülsenfrüchte, gekocht, i.D.	92	0,6	BE
Hülsenfrüchte, roh, i.D.	284	2,1	BE

Lebensmittel (verzehrbarer Anteil)	Kilo-kalorien kcal	Fett g	Nährwert
Hummer	81	1,9	E
Hummerfleisch	89	2	E
Hüttenkäse, Gervais, Danone	91	3,9	E
Hüttenschmaus Schwäbische Käsespätzle, Knorr, 1 Pkg., 2 Port.	580	16	FK
I love Milka, Diät, Nuss-Nougat-Pralinen, Milka	520	35	FK
I love Milka, Marzipancreme, Milka	515	32	FK
I love Milka, Noisette, Milka	545	33,5	FK
Illertaler, 45 % Fett i. Tr., Champignon	384	30	F
India-Mix, Hensel	294	2,6	EK
Indian	157	8,5	EF
Indian, s. a. Pute			
Indianerkrapfen, 1 St.	99	2,5	FK
Ingwer, 10 g	6	+	MV
Ingwer-Honig-Gelee	346	9	K
Ingwer-Miso-Brotaufstrich, Vitam, Bio	198	6,9	M
Ingwersirup, 1 EL	55	+	K
Ingwerstäbchen	400	0	K
Ingwerstäbchen, Naturata	332	0,2	K
Ingwertoffee	390	0	K
Innereien, s. einzelne Tierarten			
Instant Kakaotrunk, mit Magermilch, 0,2 l	104	0,6	K
Intermezzo classic, TK, Dr. Oetker, 1 St., i.D.	247	11,6	FK
Iso Energie, Dose, 0,25 l	105	0	K

Lebensmittel (verzehrbarer Anteil)	Kilo-kalorien kcal	Fett g	Nährwert
Isostar, 0,25 l	68	0	K
Italia-Mix, Hensel	293	2,2	BE
Italienisches Pfannengemüse, TK, Iglo, 300 g	177	9	F
Jackfrucht	70	0,5	BM
Jacobsmuschelfleisch	63	0,1	E
Jägerklößchen, TK, Eismann	106	6	
Jägersoße, Basis-Soßen, Knorr, 1/4 l	86	3	K
Jägersoße, Delikatess, Maggi, 1 Port. = 60 ml	29	1,5	K
Jamaicapflaume	59	0,5	MV
Jambuse	31	0,3	MV
Japanische Mispel	40	0,2	M
Japanische Pflaume	49	0,2	MV
Jausenschinken, Herta	267	15	EF
Jimmy o, Motta, 1 St.	33	+	K
Jobst Kirschen & Joghurt, Dr. Oetker, 1 Becher	147	3,5	K
Jogger-Gums, Katjes	331	0,2	K
Joghurt, Optiwell, i.D.	45	0,1	K
Joghurt, Weight Watchers, i.D.	65	0,1	
Joghurt, 0,1 % Fett, Danone, i.D.	95	0,1	EK
Joghurt, 3,5 % Fett, 150 g	92	5,3	EF
Joghurt, 3,5 % Fett, mit Früchten, 150 g	141	4,7	EF
Joghurt, Bircher Müsli, Campina	104	2,7	K
Joghurt, Erdbeere, 0,1 % Fett, Danone	89	0,1	K
Joghurt, fettarm, 1,5 % Fett	44	1,5	E

H
I
J

Lebensmittel (verzehrbarer Anteil)	Kilo-kalorien	Fett	Nährwert
	kcal	g	
Joghurt, fettarm, 1,5 % Fett, mit Frucht	78	1,3	K
Joghurt, Frucht-, *Campina*, i.D.	100	2,8	K
Joghurt, Magerstufe, 150 g	48	0,2	E
Joghurt, Magerstufe, mit Früchten, 150 g	114	0,2	
Joghurt, natur, *Landliebe*, 1 Becher	69	4,1	FK
Joghurt, Pfirsich-Maracuja, *Landliebe*	102	3,1	EK
Joghurt, s. a. Produktnamen			
Joghurt, Sahne-, *Mertinger*	137	8,1	FK
Joghurt, Sahne-, 10 % Fett, 150 g	177	15	F
Joghurt, Sahne-, 10 % Fett, mit Frucht, 150 g	216	13,1	FK
Joghurt, Schlemmer-, *Müller*, i.D.	109	3,5	FK
Joghurt, Vollkorn-, mild, Kirsche, Onken, *Dr. Oetker*, 125 g	143	3,5	FK
Joghurt für Kinder, *Danone*	105	2,9	K
Joghurt Jogolé, 0,1 % Fett, *Zott*, 150 g	69	0,1	K
Joghurt Jogolé, leicht gesüßt, *Zott*, 175 g	67	0,1	K
Joghurt mild, *Campina*	67	3,9	F
Joghurt mild, Erdbeere, Onken, *Dr. Oetker*, 125 g	134	3,4	K
Joghurt mild, Erdbeere, Diät, Onken, *Dr. Oetker*, 125 g	60	0,3	K

Lebensmittel (verzehrbarer Anteil)	Kilo-kalorien	Fett	Nährwert
	kcal	g	
Joghurt mild, fettarm	48	1,5	E
Joghurt mild, Fitness, 0,1 % Fett, Onken, *Dr. Oetker*, 125 g	104	0,1	K
Joghurt mit der Ecke, Knusper-, *Müller*, i.D.	132	5,5	FK
Joghurt mit der Ecke, Schlemmer-, *Müller*, i.D.	473	3,5	FK
Joghurt mit echter Vanille, *Landliebe*	110	3,3	K
Joghurt mit feinen Schokostücken, *Campina*	122	4,9	FK
Joghurt mit Hasel-nüssen, *Campina*	113	4,3	FK
Joghurt mit Knusper-müsli, *Campina*	112	4,4	K
Joghurt mit Lion-Cereals, *Nestlé*, 1 Becher	155	6	FK
Joghurt mit Nesquik Cerealien, *Nestlé*, 1 Becher	145	6	FK
Joghurt mit Smarties, *Nestlé*, 1 Becher	210	9	FK
Joghurtaufstrich Paprika-Gurke, Bio, *Zwergenwiese*	87	3,6	
Joghurtaufstrich Tomate-Basilikum, Bio, *Zwergenwiese*	178	14,2	F
Joghurtbutter, *Landliebe*	639	69	F
Joghurtdressing, *Weight Watchers*	48	0,1	
Joghurtdrink, Orange-Vanille, *Symbion*	74	0,8	K

Lebensmittel (verzehrbarer Anteil)	Kilo-kalorien	Fett	Nährwert
	kcal	g	
Joghurteis, sahniges, Landliebe, *Dr. Oetker*	124	5,9	FK
Joghurt-Müsli, *Kölln*	392	11,9	BK
Joghurt-Sahne mit Kräutern, *Südmilch*	229	22	F
Joghurt-Salatdressing, *Bautzner*	205	19	F
Joghurtschnitte, TK, *Natreen*	140	2	K
Joghurtschokolade, Mini, *Ritter Sport*, 40 g	229	14,8	FK
Joghurt-Snack, 1 St.	105	5	FK
Jogolé Probiotik-Drink, Classic, *Zott*	63	0,1	K
Jogolé Probiotik-Drink, Frucht, *Zott*	69	0,1	K
Johannisbeeren, rot	33	0,2	BV
Johannisbeeren, schwarz	39	0,2	BV
Johannisbeeren, weiß	30	+	BV
Johannisbeergelee, 1 TL	25	+	K
Johannisbeerkon-fitüre, 1 TL	26	+	K
Johannisbeerlikör (Cassis), 2 cl	65	0	
Johannisbeersaft, rot, 0,2 l	100	0,4	V
Johannisbeersaft, schwarz, 0,2 l	110	0,4	V
Johannisbeersirup, schwarzer, trinkfertig, Verdünnung 1 : 5	53	0,1	K
Johannisbeer-süßmost, 0,2 l	120	0	
Johannisbeerwein, 0,25 l	177	0	
Kaba, 1 TL	20	0,2	K

Lebensmittel (verzehrbarer Anteil)	Kilo-kalorien	Fett	Nährwert
	kcal	g	
Kaba, zubereitet (0,25 l Milch + 20 g Pulver)	258	12	FK
Kabafit, zubereitet (0,25 l Milch + 20 g Pulver)	245	12	FK
Kabaplus, zubereitet (0,25 l Milch + 20 g Pulver)	235	12	FK
Kabeljau	76	0,6	E
Kaffee	0	0	
Kaffeelikör, 26,5 %, 2 cl	36	0	
Kaffeesahne, 10 % Fett, *Zott*	118	10	F
Kaffeesahne, 15 % Fett, 1 EL	24	2,3	F
Kaffeesahne, 15 % Fett, 1 TL	8	0,8	F
Kaffeeweißer, Coffeemate, *Nestlé*	464	17	FK
Kaffeeweißer, Coffee-mate, *Nestlé*, 1 TL	23	0,9	FK
Kaiserjagdwurst, *Höhenrainer*	179	13	EF
Kaiserjagdwurst, Konserve	218	16,8	EF
Kaiserschmarrn, *Mondamin*, 1 Port. (mit fettarmer Milch + 10 g Butter)	355	10	FK
Kaiserschmarrn, Wirtshaus, *Maggi*	383	8,4	K
Kakaopulver, 1 EL	51	3,7	F
Kakaotrunk, Magermilch, 0,2 l	104	0,6	K
Kaki, mittelgroß, 1 St., 250 g	180	0,8	V

Lebensmittel (verzehrbarer Anteil)	Kilo-kalorien kcal	Fett g	Nährwert
Kaktus, Eiscreme, *Schöller*, 1 St.	72	1	K
Kaktusfeige, 1 St., 100 g	38	0,7	MV
Kalbfleisch, Bauch, Flanke	209	16	EF
Kalbfleisch, Brust	131	6,3	EF
Kalbfleisch, Bug, Schulter	107	2,6	E
Kalbfleisch, Filet	95	1,4	E
Kalbfleisch, Hals, Halsgrat	109	2,7	E
Kalbfleisch, Keule, Schlegel	97	1,6	E
Kalbsbratwurst, i.D.	270	25	F
Kalbsbries	99	3,4	E
Kalbshaxe	98	1,6	E
Kalbsherz	114	5,1	EF
Kalbshirn	111	7,6	F
Kalbskäse	276	25	F
Kalbskopf	150	1,4	E
Kalbskotelett	112	3,1	E
Kalbsleber	130	4,1	E
Kalbsleberwurst	316	27	EF
Kalbsleberwurst, *Du darfst*	253	21	EF
Kalbslunge	90	2,2	E
Kalbsmilz	100	3	E
Kalbsniere	128	6,4	EF
Kalbsschnitzel	99	1,8	E
Kalbsschweser	108	1,5	E
Kalbssteak	105	2,6	E
Kalbszunge	128	6,2	EF
Kaldaunen, gegart	98	3,7	EF
Kalte Ente, 0,2 l	158	+	
Kamtschatkakrabbe, TK oder Dose	92	2	E
Kandierte Ananas	263	0,1	K

Lebensmittel (verzehrbarer Anteil)	Kilo-kalorien kcal	Fett g	Nährwert
Kandierte Orange	259	0,1	K
Kandiszucker, 1 kl. Würfel, 2 g	8	0	K
Kandiszucker, 1 TL	24	0	K
Kaninchen	152	7,6	EF
Kapern, eingelegt, *Hengstenberg*	21	0,1	
Kapstachelbeere	72	1,1	MV
Karambole	24	0,5	V
Karamell Riesen, *Storck*	412	10,2	FK
Karamellbonbons, zuckerfrei, *Diedenhofen*, 75 g	270	0	K
Karamellen, Milch-, 1 St.	20	0,3	K
Karamellriegel, *Fructusan*, 1 St.	137	0	K
Karfiol	22	0,3	B
Karibik-Pfanne, TK, *Frosta*	101	1,7	K
Karotte	25	0,2	MV
Karotte, Dose	14	0,3	B
Karottensaft, rein, *Hipp*	27	0,1	V
Karottensalat, *Hengstenberg*, Bio	38	0,1	V
Karpfen	115	4,8	EF
Kartoffel	70	0,1	KV
Kartoffelauflauf, Schweizer Art, TK, *Iglo*, 400 g	448	22	F
Kartoffelbrei, Das Lockere, *Pfanni*, 200 g	147	3	K
Kartoffelbrei, s.a. Kartoffelpüree			
Kartoffelchips	539	39,4	FK
Kartoffelchips, 50 g	270	19,7	FK

Lebensmittel (verzehrbarer Anteil)	Kilokalorien	Fett	Nährwert
	kcal	g	
Kartoffelcreme Steakhouse, *Nadler*	230	22	F
Kartoffelcremesuppe, *Erasco*	86	6,7	FK
Kartoffel-Gemüse-Pfanne, *Pfanni*, 1 Port.	296	18	F
Kartoffelgratin Classic, *Pfanni*, 1 Port.	161	6	F
Kartoffelherzen	197	9	F
Kartoffelklöße, gekochte, FP, 1 St.	88	0,5	K
Kartoffelklöße, halb und halb, FP, i.D.	169	0,8	K
Kartoffelklöße, rohe, FP, i.D.	195	0,8	K
Kartoffelknödel, Bayerische, 1 Port.	172	0,8	K
Kartoffelknödel, halb & halb, im Kochbeutel, *Pfanni*, 1 Port., 2 Knödel	222	1	K
Kartoffelknödel im Kochbeutel, *Pfanni*, 1 Port.	214	<1	K
Kartoffelkroketten, TK, zubereitet, 150 g	320	15	FK
Kartoffelmehl	336	0,1	K
Kartoffelnudel-Bandnudeln, *Birkel*	350	2	K
Kartoffelpfanne Country Style, TK, *Iglo*	145	8,4	K
Kartoffelpuffer, TK, *McCain*	116	2	K
Kartoffelpufferteig, *Pfanni*	75	1	FK
Kartoffelpufferteig Der Knusprige, *Pfanni*	75	1	K

Lebensmittel (verzehrbarer Anteil)	Kilokalorien	Fett	Nährwert
	kcal	g	
Kartoffelpüree, *Maggi*, 200 g	130	2	K
Kartoffelpüree, mit Milch zubereitet, *Pfanni*, 1 Port.	204	6	FK
Kartoffelpüree, mit Wasser zubereitet, *Pfanni*, 1 Port.	94	0,8	K
Kartoffelsalat, 250 g	210	6	FK
Kartoffelsalat, *Weight Watchers*, 1 Port.	96	2,8	K
Kartoffelsalat mit Crème fraîche, *Nadler*	191	15	FK
Kartoffelsalat mit Ei und Gurke, *Nadler*	186	14	FK
Kartoffelsalat mit Essig und Öl, *Hengstenberg*	114	6,4	FK
Kartoffelsalat mit Joghurt, *Nadler*	123	7	FK
Kartoffelscheiben, TK, *Eismann*	136	4	K
Kartoffelschnaps, 40 %, 2 cl	44	0	
Kartoffelstärkemehl	336	0,1	K
Kartoffelstärkemehl, 1 EL	50	+	K
Kartoffelstärkemehl, 1 TL	17	+	K
Kartoffelsuppe, *Pfanni*, 1 Port.	128	0,8	K
Kartoffelsuppe mit Räucherspeck, *Knorr*, 1 Port.	113	6	FK
Kartoffeltopf mit Croûtons, Minuto, *Birkel*	70	2	K
Kaschunuss	569	42	FV

K

Lebensmittel (verzehrbarer Anteil)	Kilokalorien kcal	Fett g	Nährwert
Käse, s. einzelne Sorten			
Käsefondue	253	19,7	EF
Käsekrainer, *Höhenrainer*	205	15	EF
Käsekuchen, i.D.	230	8	FK
Käsekuchen, BM, *Dr. Oetker*	368	0,4	K
Käsekuchen, TK, *Eismann*	278	14	FK
Käsekuchenhilfe, *Dr. Oetker*	356	0,1	K
Käse-Nudeltopf mit geräuchertem Speck, Minuto, *Birkel*	113	5	K
Käseraspel, 30 % Fett i. Tr., *Du darfst*	269	17	EF
Käse-Sahnetorte, TK, *Eismann*, i.D.	177	8,3	FK
Käse-Sahne-Torte, *Coppenrath & Wiese*, 1 St.	252	13,3	FK
Käsesalami, i.D.	350	30	F
Käsetoast mit Schinken und Ananas	257	14,8	F
Kasseler	151	7,5	EF
Kasseler, *Du darfst*, 1 Port.	248	10	EK
Kasseler mit Sauerkraut, TK, *Bofrost*	88	4	E
Kastanie, s. Esskastanie			
Katenbrot, Kreuznacher, *Studt*	230	1	B
Katenbrot, Kreuznacher, *Studt*, 1 Scheibe, 40 g	92	0,4	B

Lebensmittel (verzehrbarer Anteil)	Kilokalorien kcal	Fett g	Nährwert
Katenrauchschinken	232	30	F
Katenrauchwurst	365	32,1	EF
Katenschinken, *Zimbo*	241	17	EF
Katenspeck	433	39	F
Katfisch	81	2	E
Katfisch, geräuchert	124	3,6	E
Katzenpfötchen, *Katjes*	342	0,2	K
Katzenzungen, Vollmilch, *Waldbaur*	543	32,5	EF
Kaugummi, 1 Streifen	10	0	K
Kau-Kritzen	408	4,6	FK
Kaviar, deutsch, 30 g	35	2	E
Kaviar, russisch, 30 g	73	4,7	EF
Kaviar-Creme, *Abba*	400	34	EF
Kefe	59	0,2	V
Kefir, 1,5 % Fett, 1 Becher	70	2	E
Kefir, 3,5 % Fett, 1 Becher	305	17,5	EF
Kefir, fettarm, *Müller*	49	1,5	E
Kefir, Vollmilch, 250 g	153	8,8	EF
Kefir mit Sahne, 150 g	155	8,6	EF
Keimdiät-Weizenkeime, *Dr. Grandel*, 1 EL, 10 g	33	0	B
Keimöl	899	99,9	F
Keimöl, 1 EL	90	10	F
Keimöl, 1 TL	45	5	F
Kekspause Choco & Haselnuss, *Bahlsen*	519	29	FK
Kerbel, 1 EL	2	+	V
Kerbelcremesuppe, FP, 1 Port.	70	2	
Kernfett	900	100	F
Ketakaviar, 30 g	31	0,8	E
Ketalachs	202	13,6	EF
Ketchup	104	0,1	K

Lebensmittel (verzehrbarer Anteil)	Kilo- kalorien	Fett	Nährwert
	kcal	g	
Ketchup, 1 EL	21	+	K
Ketchup, s. a. einzelne Sorten			
Ketchup & Mayonnaise Rot-Weiß, *Thomy*	541	40,3	FK
Kibbelings, TK, *Eismann*	157	9	EF
Kichererbsen, 1 Port. (= 60 g roh)	184	3,5	BE
Kidneybohnen, 1 Port. (= 60 g roh)	151	0,8	BE
Kidneybohnen, *Bonduelle*	105	0,6	
Kieler Sprotten	217	15,8	EF
Kinder Happy Hippo Cacao , *Ferrero*, 1 St.	116	7,6	FK
Kinder Maxi King, *Ferrero*, 1 St.	175	12,6	FK
Kinder Pingui, *Ferrero*, 1 St.	132	8,7	FK
Kinder Schoko-Bons, *Ferrero*, 1 St.	33	2,1	FK
Kinder Überraschung, *Ferrero*, 1 St.	112	7	FK
Kinderbueno, *Ferrero*, 1 St.	121	8,1	FK
Kinder-Country, *Ferrero*, 1 St.	132	7,9	FK
Kinderketchup, Bio, *Zwergenwiese*	97	0,1	K
Kinder-Riegel, *Ferrero*, 1 St.	117	7,1	FK
King Crab, (TK und Dose)	92	2	E
Kipfel, 1 St.	140	10	FK
Kipferl, *Bahlsen*	536	32	FK
Kir Royal	86	0	

Lebensmittel (verzehrbarer Anteil)	Kilo- kalorien	Fett	Nährwert
	kcal	g	
Kirschen, sauer	53	0,5	MV
Kirschen, sauer, Konserve	83	0,2	K
Kirschen, süß	63	0,3	MV
Kirschen, süß, Konserve	56	0,2	K
Kirschkonfitüre, 1 TL	25	+	K
Kirschli-Kuchen, BM, *Dr. Oetker*, 1 St.	291	15,2	FK
Kirschnektar	61	0,1	K
Kirschsaft, 0,2 l	110	0	V
Kirschsirup, trinkfertig, Verdünnung 1 : 5	53	0,1	K
Kirschwasser, 40 %, 2 cl	48	0	
KitKat, 4-Finger-Riegel, *Nestlé*	228	11,7	FK
KitKat, Mini, *Nestlé*, 1 St.	85	4,3	FK
KitKat Chunky, *Nestlé*, 1 St.	261	14	FK
Kitz	110	2,5	E
Kiwi, 1 St., 80 g	40	0,5	V
Klare Hefebrühe, 1 Port.	23	+	V
Klarer Schnaps, 32 %,2 cl	36	0	
Klarer Schnaps, 38 %,2 cl	42	0	
Kleiebrot	207	1,5	B
Kleine Herzen, *De Beukelaer*	499	22	FK
Kleingebäck, gemischt	515	26,7	FK
Kletzenbrot	289	8,6	B
Klippfisch	185	0,7	E
Kluftsteak	222	14,1	EF
Kluten, *Motta*	149	10	FK

K

Lebensmittel (verzehrbarer Anteil)	Kilokalorien	Fett	Nährwert	Lebensmittel (verzehrbarer Anteil)	Kilokalorien	Fett	Nährwert
	kcal	g			kcal	g	
Knäckebrot, 1 Scheibe, 10 g, i.D.	32	0,2	BK	Knusperfilets Kentucky Style, TK, *Bofrost*	185	7,2	EK
Knacker, Truthahn-, *Höhenrainer*	199	15	EF	Knusperflakes-Schokolade, *Ritter Sport*	530	31	FK
Knacki Geflügel, *Herta*, 1 St., 33 g	88	7	F	Knusperleicht, *Wasa*, 1 Scheibe	26	0	BK
Knacki Original, *Herta*, 1 St., 35 g	108	10	F	Knuspermüsli, *Kellogg's*, 30 g, i.D.	138	7	FK
Knackwurst, i.D.	300	28	F	Knuspermüsli Klassik, *Kölln*, i.D.	432	15,2	FK
Knisterbrot, 1 Scheibe, 10 g	40	1	K	Knuspermüsli Schoko Krokant, *Kölln*	453	19,3	FK
Knoblauch, 1 Zehe	4	+	MV	Knusper-Müsli Vitalis, *Dr. Oetker*, 1 Port. (40 g + 60 ml Vollmilch)	196	6,9	FK
Knoblauchsauce Gourmet, *Kühne*	205	18,1	F	Knusperreis-Scheiben, *Uncle Ben's*, i.D.	382	2,3	K
Knoblauchwurst, *Herta*, 30 g	136	13	F	Knusperriegel, *Natreen*, 1 St.	71	2,4	F
Knödel, halb und halb, *Pfanni*, 2 St.	222	1	K	Knusperriegel Cappuccino, Diät, *Schneekoppe*	556	36	FK
Knödel, halb & halb (Pulver), *Maggi*	305	0,4	K	Kochkäse, 40 % Fett i. Tr.	187	13,9	E
Knödel, rohe, im Kochbeutel, *Pfanni*, 2 St.	214	1	K	Kochkäse, Magerstufe, 10 % Fett i. Tr.	101	3	E
Knödel, Semmel-, selbstgemacht, 1 St.	139	6,5	K	Kochsalami, *Höhenrainer*	201	15	F
Knödel im Kochbeutel, Speck-, *Pfanni*, 2 St.	298	13	FK	Kochschinken, 20 g	25	0,7	E
Knödelbrot	250	1,7	K	Kochschokolade	480	32	FK
Knoppers, 1 St.	132	8	FK	Kohl (Wirsing)	25	0,4	BV
Knorrox Rinderkraftbouillon, 1 Port.	11	0,8	F	Kohl und Kraut, Sauerkraut Spreewälder Art, *Kühne*	24	0,3	BV
Knusperbrot Leicht & Cross, Roggen, *Griesson*	336	3	BK	Kohl und Kraut, Schlemmer-Grünkohl, *Kühne*	36	0,9	BV
Knusperbrot Leicht & Cross, Weizen, *Griesson*	361	3	K				

Lebensmittel (verzehrbarer Anteil)	Kilokalorien	Fett	Nährwert
	kcal	g	
Köhler (Seelachs)	81	0,9	E
Kohlrabi	24	0,1	MV
Kohlrabi, Rahm-, TK, *Iglo*	93	6,8	F
Kohlrouladen, FP, *Erasco*, 2 St.	69	4,7	EF
Kohlrouladen, TK, *Eismann*	98	6	EF
Kohlrübe	34	0,2	MV
Kohlsprossen	36	0,3	BV
Kohlsuppe, *Maggi*, i.D.	22	0,9	
Kokosfett	894	99	F
Kokosfett, 1 EL	89	9,9	F
Kokosflocken	467	20	F
Kokosflockenkonfekt, 1 St.	70	3	FK
Kokos-Knusper-Gebäck	450	20	FK
Kokosmilch, 0,2 l	18	0,4	
Kokosnuss	363	36,5	F
Kokosraspel	606	62	BF
Kokos-Traum-Riegel, *Schneekoppe*, 1 St.	106	7	FK
Kokos-Zwieback, *Brandt*	420	12	FK
Kölln Zauberfleks, *Kölln*, i.D.	390	5,4	K
Kombucha-Traube Zisch, *Voelkel*, Bio	43	0,1	MV
Kommissbrot, 1 Scheibe, 40 g	84	0,3	B
Kompott, *Natreen*, i.D.	48	0,1	
Kondensmilch, 10 % Fett	123	10,5	F
Kondensmilch, 10 % Fett, 1 Tassenpkg.	10	0,8	F
Kondensmilch, 10 % Fett, 1 TL	6	0,5	F

Lebensmittel (verzehrbarer Anteil)	Kilokalorien	Fett	Nährwert
	kcal	g	
Kondensmilch, 12 % Fett, 1 TL	9	1	F
Kondensmilch, 15 % Fett	265	15,1	F
Kondensmilch, 15 % Fett, 1 TL	13,3	0,76	F
Kondensmilch, 4 % Fett	111	4	
Kondensmilch, 4 % Fett, 1 TL	6	0,2	
Kondensmilch, 7,5 % Fett	132	7,6	
Kondensmilch, 7,5 % Fett, 1 TL	7	0,4	
Kondensmilch, gezuckert	320	8,8	K
Kondensmilch, gezuckert, 1 TL	16	0,4	K
Konfekt, *Langnese*, 1 Pkg.	227	17,2	FK
Konfitüre, Frucht-, *Landliebe*, i.D.	242	0,2	K
Konfitüre Extra, *Schwartau*	265	0,5	K
Konfitüre Extra, *Zentis*, 1 TL	25	+	K
Konfitüre Extra, Brombeer, *Sionon*	210	0,5	K
Konfitüre Leicht, *Lihn*, i.D.	131	0	K
Konfitüre/Gelee Extra, *Natreen*, i.D.	108	0,2	K
Konfitüren, *Fructusan*, 1 TL	22	0	K
Konfitüren, Diät-, *Schwartau*	180	0,1	K
Königsberger Klopse, *Du darfst*, 1 Port.	370	14	EF

Lebensmittel (verzehrbarer Anteil)	Kilo-kalorien	Fett	Nährwert
	kcal	g	
Königsberger Klopse, FP, *Erasco*, 6 St.	145	11,3	F
Königsberger Klopse, Menü, *Erasco*	106	6,1	F
Königsberger Klopse, TK, *Eismann*	151	11	F
Königsberger Marzipan, 1 St., 10 g	45	3	FK
Kopfsalat	12	0,2	V
Korinthen	259	*	BK
Korinthen, 10 g	26	*	BK
Korkenzieher, Hartweizennudeln, gekocht, *3 Glocken*	145	0,5	K
Korn, 32 %, 2 cl	36	0	
Krabben, ausgelöst	87	1,4	E
Krabben, Luxus, TK, *Bofrost*	77	1	E
Krabbensalat, *Du darfst*	148	10	F
Krabbensalat mit Mayonnaise, i.D.	300	40	F
Kräcker, Mais-, *3 Pauly*	492	24	FK
Kräcker, Pizza, *Ültje*, 25 g	140	11	F
Krakauer, i.D.	299	26,5	EF
Krakauer, Geflügel-, i.D.	150	10	F
Krammetsvögel	111	10	EF
Krapfen, 1 St.	225	5,5	FK
Kraut, Rot-	21	0,2	BV
Kräuter, 1 EL	2	+	MV
Kräuterbutter Klassik, *Meggle*	579	62	F
Kräuteressig, *Hengstenberg*	18	+	
Kräuter-Frischkäse, 60 % Fett i. Tr., *Bresso*	245	23	F

Lebensmittel (verzehrbarer Anteil)	Kilo-kalorien	Fett	Nährwert
	kcal	g	
Kräuter-Frischkäse Balance, 40 % Fett i. Tr., *Bresso*	164	12	E
Kräuter-Frischkäse Der Sahnige, *Exquisa*	241	23	F
Kräuter-Käse-Soße, TP, *Knorr*, 1/4 l	202	13	FK
Kräuterlikör, 2 cl	50	0	
Kräuterlinge, *Knorr*, i.D.	212	7,3	FK
Kräuterpastete, vegetabile, *Tartex*, 25 g	50	3,8	F
Kräuterquark, Gervais, *Danone*	115	7,2	EF
Kräuterquark, leicht, Gervais, *Danone*	77	2,2	E
Kräuterquark, pikant, Gervais, *Danone*	116	7,4	E
Kräuter-Salat-Sauce, Italienische Art, *Maggi*	229	1,3	
Kräutertee	0	0	
Krebse, 1 St., i.D.	30	+	E
Krebse, ausgelöst	65	0,5	E
Krebsfleisch, Dose	87	1,7	E
Kren	63	0,3	M
Kren, gerieben, 1 TL	6	+	M
Kreppel, 1 St.	225	5,5	FK
Kresse	33	0,7	MV
Kresse, 1 Kästchen, 25 g	8	0,2	MV
Krimsekt, halbtrocken	83	0	
Krimsekt, süß	95	0	
Kroepoek	530	26	FK
Krokant, i.D.	451	12,3	FK
Kroketten, TK, *McCain*	187	7	FK
Kronsbeeren	35	0,5	MV
Kronsild	116	3,9	
Kuchenglasur, *Schwartau*, i.D.	612	44,5	FK

Lebensmittel (verzehrbarer Anteil)	Kilo-kalorien	Fett	Nährwert
	kcal	g	
Kuchenteige, *Nestlé*, i.D.	418	25	FK
Kukuruz	86	1,2	
Kullerpfirsich, 0,2 l	200	0	
Kulturheidelbeeren	37	0,6	BM
Kümmellikör, 2 cl	50	0	
Kümmelschnaps, 32 %, 2 cl	40	0	
Kümmelstange	465	23,9	FK
Kumquat	64	0,3	MV
Kumquat, 1 St., 10 g	6	+	MV
Kumquat, eingelegt	94	0,3	MV
Kürbis	26	0,1	MV
Kürbis, *Kühne*	90	0,1	K
Kürbis, süß-sauer	50	0	
Kürbiskerne, 20 g	112	9,1	F
Kürbiskernöl, *Vitaquell*	819	91	FV
Kürbiskernöl, *Vitaquell*, 1 EL	82	9,1	FV
Kutteln, Kalbs-	134	8,3	EF
Kuvertüre, Vollmilch, *Schwartau*	560	34,8	FK
Kuvertüre, Zartbitter, *Schwartau*	540	34	FK
Lachs, geräuchert	289	19,4	EF
Lachs (Salm)	202	13,6	EF
Lachs in Öl	271	22,8	EF
Lachs mit Salat und feiner Senf-Dill-Sauce, *Lysell*	194	14	F
Lachsersatz (Seelachs) in Öl	150	8	EF
Lachsfilet in Blätterteig, TK, *Frosta*	288	19,1	FK
Lachsfilet in Gurkenrahmsoße, TK, *Bofrost*	110	6	EK

Lebensmittel (verzehrbarer Anteil)	Kilo-kalorien	Fett	Nährwert
	kcal	g	
Lachsschinken, *Du darfst*	132	2	E
Lachsschinken, *Höhenrainer*	107	1	E
Lachsschinken, 3 % Fett, *Zimbo*	127	3	E
Lakritz-Konfekt, *Haribo*	362	6	K
Lakritz-Parade, *Haribo*, i.D.	328	1	K
Lakritz-Stückchen, Diät, *Schneekoppe*	212	0,2	K
Lammfilet	112	3,4	F
Lammfleisch, Brust	381	37	F
Lammfleisch, Bug, Schulter	306	18	F
Lammfleisch, Keule, Schlegel	234	18	EF
Lammfleisch, Lende	194	13,2	EF
Lammfleisch, Nacken, Hals	112	3,4	E
Lammherz	158	10	EF
Lammhirn	128	9,1	EF
Lammkotelett	251	16,7	EF
Lammleber	133	4	E
Lammlunge	95	2,3	E
Lammmilz	104	3,9	E
Lammniere	96	3	E
Lammschnitzel	131	6,1	EF
Lammzunge	194	14,8	EF
Landhauspfanne, *Frosta*	117	6,6	FK
Landjäger, 30 g	141	12,8	F
Landleberwurst, 30 g	75	6	F
Landleberwurst, *Höhenrainer*	260	22	F
Landleberwurst, *Du darfst*	257	21	F

Lebensmittel (verzehrbarer Anteil)	Kilo-kalorien	Fett	Nährwert
	kcal	g	
Landmilch, 1,5 % Fett, *Landliebe*	46	1,5	
Landmilch, mind. 3,8 % Fett, *Landliebe*	70	4,2	EF
Langostinos	84	1,1	E
Langostinos, 1 St., 15 g	13	0,2	E
Lauch	25	0,3	V
Lauchcremesuppe, Heisse Tasse, *Erasco*, 1 Port.	54	2,7	F
Lauchcremesuppe mit Knuspercroûtons, *Knorr*, 1 Port.	80	3	K
Laugenbrezel, 1 St., 50 g	113	0,9	K
Laugenstange, TK, *Bofrost*	245	3,9	K
LC1, 0,1 % Fett, *Nestlé*, 150 g, i.D.	96	+	K
LC1 Drink, *Nestlé*, i.D.	70	1	K
LC1 Joghurt, *Nestlé*, 125 g, i.D.	107	4	K
Le Kir, 0,2 l	136	0	
Le Tartare, Provence, *Bongrain*, i.D.	210	18,3	F
Leberkäse, 30 g	89	8,3	F
Leberkäse, original bayerischer, in Scheiben, *Zimbo*	334	30	F
Leberkäse, Stuttgarter Art, *Höhenrainer*	189	15	EF
Leberknödel, 2 St.	118	10,9	FK
Leberknödelsuppe, Bayerische Art, *Unox*, 1 Port.	150	10	FK
Leberpastete, 30 g	94	8,6	F
Leberpresssack, 30 g	105	9,8	F

Lebensmittel (verzehrbarer Anteil)	Kilo-kalorien	Fett	Nährwert
	kcal	g	
Leberspätzle	195	6	EF
Lebertran, 1 EL	135	15	F
Leberwurst, Geflügel-	275	23	EF
Leberwurst, grob, 30 g	98	8,8	F
Leberwurst, Kalbs-, 30 g	103	9,6	F
Leberwurst, Pfälzer, *Du darfst*	257	21	EF
Leberwurst, Pommersche, fein, *Rügenwalder Mühle*	353	33	F
Leberwurst, Pommersche, grob, *Rügenwalder Mühle*	248	20	EF
Leberwurst, Schnittlauch-, *Du darfst*	257	21	EF
Lebkuchen, i.D.	402	12,9	FK
Leckermäulchen-Quark, *Frischli*, 1 Becher, i.D.	223	8,8	K
Leckermäulchen-Quark, 0,2 % Fett, *Frischli*, 1 Becher, i.D.	150	0,3	EK
Leerdammer, 45 % Fett i. Tr.	352	27,6	EF
Leerdammer light, 28 % Fett i. Tr.	288	17,3	E
Leibniz Zoo, *Bahlsen*	435	11	K
Leichtbier, 0,5 l, i.D.	135	0	
Leinöl, *Schneekoppe*	830	92	F
Leinöl, *Vitaquell*	819	91	FV
Leinöl, *Vitaquell*, 1 EL	82	9,1	FV
Leinsamen, geschrotet, *Schneekoppe*	404	36	BF
Leinsamen, ungeschält, 1 EL	59	4,6	B
Leinsamen Plus, *Schneekoppe*	370	28	BF

Lebensmittel (verzehrbarer Anteil)	Kilokalorien	Fett	Nährwert
	kcal	g	
Leinsamenbrot	226	2,2	B
Leinsamenbrot, 1 Scheibe, 40 g	90	0,9	B
Leinsamenkeks	451	12	BK
Leinsamenschrot, 1 EL	38	3,2	BF
Leinsamenschrot, 1 TL	13	1,1	BF
Leipziger Allerlei, *Bonduelle*	47	0,4	
Lengfisch	82	0,6	E
Les Sauces, Béarnaise, *Buitoni*	205	19,1	F
Les Sauces, Hollandaise, *Buitoni*	233	23,2	F
Les Sauces, Hollandaise légère, *Buitoni*	162	15,5	F
Liga Kindernahrung	401	7,5	BK
Likör, 2 cl	33	*	
Lila Pause Nuss, Milka, *Kraft*	550	34,5	FK
Limabohnen, roh	275	1,4	BE
Limburger Käse, 20 % Fett i. Tr., 20 g	37	1,7	E
Limburger Käse, 40 % Fett i. Tr., 20 g	53	3,9	EF
Limequat	42	0,2	MV
Limette, 1 St., 60 g	22	1,4	V
Limettensaft, 1 EL	10	0,1	V
Limettensaft, 1 TL	5	0,1	V
Limonade, kalorienarm, 0,33 l, i.D.	18	0,3	K
Limonade mit Süßstoff, 0,33 l, i.D.	5	+	
Limonade mit Zucker, 0,33 l, i.D.	162	+	K
Limone, 1 St., 60 g	22	1,4	V
Linde's Kaffeeersatzmischung, *Nestlé*, 1 Tasse	4	0	

Lebensmittel (verzehrbarer Anteil)	Kilokalorien	Fett	Nährwert
	kcal	g	
Lindenberger, 45 % Fett i. Tr., *Kraft*	345	26	EF
Lindenberger leicht, mind. 30 % Fett i. Tr., *Kraft*	280	17	EF
Linsen, *Bonduelle*	106	1,3	BK
Linseneintopf, *Erasco*	83	3,1	BF
Linseneintopf, *Weight Watchers*, 1 Port.	200	2,5	BK
Linseneintopf mit Speck, *Knorr*, 1 Port.	201	3	BE
Linsentopf, französisch, Trendbox, *Bonduelle*, i.D.	50	1,2	K
Linsentopf, mediterran, Trendbox, *Bonduelle*, i.D.	42	0,3	K
Lion, *Nestlé*, 1 St.	226	11	FK
Lion Eiscreme, *Schöller*, 1 St.	189	13	FK
Lion Kingsize, *Nestlé*, 1 St.	347	17	FK
Lion Mini, *Nestlé*, 1 St.	83	4	FK
Liptauer Käse	215	13	E
Litschi (Lychee)	75	0,3	MV
Litschi (Lychee), 1 St., 30 g	23	0,1	MV
Litschi in Sirup	130	0,6	K
Livio VitaminPflanzenöl	828	92	F
Livio VitaminPflanzenöl, 1 EL	83	9,2	F
Löffelbiskuit, 1 St.	20	0,4	K
Longane (Drachenauge)	70	0,8	V
Longhorn Chester, 50 % Fett i.Tr., *Kraft*	400	30	F

L

Lebensmittel (verzehrbarer Anteil)	Kilokalorien kcal	Fett g	Nährwert
Loquat (japanische Mispel)	40	0,2	BV
Loquat (japanische Mispel), 1 St., 25 g	10	0,1	BV
Löskaffee, 150 ml	2	+	
Lotte (Seeteufel)	66	0,7	E
Löwensenf, extra	180	11,3	F
Löwensenf, medium	152	8,3	F
Löwenzahnblätter	27	0,6	BV
Lübecker Hochzeitssuppe, *Erasco*	34	1,8	
Luncheon Meat	294	25,4	F
Lunja Lupinensamen, ungeschält, 20 g	85	7	V
Lust auf Fisch, TK, *Iglo*, 1 Pkg.	399	13,8	EK
Lyoner, i.D.	290	27,1	F
Lyoner, Truthahn-, mit Paprika und Ei, *Höhenrainer*	176	14	EF
M&M´s Choco, *Masterfoods*, 1 Pkg. (45 g)	218	9,6	FK
M&M´s Crispy, *Masterfoods*, 1 Pkg. (36 g)	180	9,7	K
M&M´s Minis, *Masterfoods*	489	23,3	FK
M&M´s Peanut, *Masterfoods*, 1 Pkg. (45 g)	232	12,1	FK
Maasdamer, *Weight Watchers*	263	16	EF
Macadamianüsse, 10 g	69	7,3	FV
Macadamia-Öl, Bio, *Vitaquell*	819	91	F
Macao Mandel, *Schöller*, 1 St.	289	20	FK
Maccaroni, TK, *Bofrost*	151	7,4	K

Lebensmittel (verzehrbarer Anteil)	Kilokalorien kcal	Fett g	Nährwert
Maccheroncini, *Buitoni*	362	1,7	K
Madeira, 5 cl	84	0	
Madeleine	413	20,4	FK
Magenbitter, 2 cl	50	0	
Magermilch, 0,25 l	88	0,3	E
Magermilchjoghurt, 0,3 % Fett, 150 g	48	0,2	E
Magermilchjoghurt mit Früchten, 0,3 % Fett, 150 g	114	0,2	EK
Magerquark	72	0,3	E
Maggi-Würze	0	0	
Magic Asia gebratene Nudeln, Ente, *Maggi*, 1 Port.	260	6,4	K
Magic Asia Instant Cup Soup, *Maggi*, i.D.	75	2,8	F
Magnum After Dinner, *Langnese*, 1 St.	100	6,7	FK
Magnum Classic, *Langnese*, 1 St.	261	16,3	FK
Magnum Mandel, *Langnese*, 1 St.	271	16,3	FK
Magnum Snacksize, *Langnese*, 1 St.	169	11	FK
Magnum Yoghurt fresh, *Langnese*, 1 St.	245	14,6	FK
Mainzer Handkäse	126	0,7	E
Mais, ganzes Korn	331	3,8	BK
Mais, TK, *Bofrost*	101	1,2	K
Maisgrieß	339	1,1	K
Maiskeimöl, *Vitaquell*	819	91	FV
Maiskeimöl, *Vitaquell*, 1 EL	82	9,1	FV
Maiskölbchen, *Hengstenberg*	31	0,3	
Maiskolben, *Bonduelle*	116	1,5	

Lebensmittel (verzehrbarer Anteil)	Kilo-kalorien kcal	Fett g	Nährwert
Maismehl	326	2,8	BK
Mais-Mix mit Paprika, *Bonduelle*	113	1,4	K
Maisstärke	346	0,1	K
Maisstärke, 1 EL	52	+	K
Maisstärke, 1 TL	17	+	K
Maizena	348	0	K
Maizena, 1 EL	54	0	K
Maizena, 1 TL	18	0	K
Majala, Erfrischungs-speise, 1 Port.	180	6	FK
Majala, Traumcreme, 1 Port.	130	5	FK
Makkaroni, gekocht (= 30 g roh)	106	0,8	K
Makkaroni, roh (= 350 g gekocht)	354	2,8	K
Makkaronigratin, TK, *Eismann*	179	7	K
Makrele	180	11,6	EF
Makrele, geräuchert	222	15,5	EF
Makrone	450	24,4	K
Makrone, 1 St.	45	2,4	K
Malaga, 5 cl	80	0	
Malossolkaviar, frisch	259	15,5	EF
Malteserkreuz, 43 %, *Aquavit*, 2 cl	39	0	
Maltesers, *Master-foods*, 1 Pkg. (37 g)	187	9,1	FK
Malzbier, 0,33 l	158	0	K
Malzkaffee, 1 Tasse	7	0	
Mamey-Apfel	57	0,4	V
Mandarine	46	0,3	V
Mandarine, 1 St., 40 g	18	0,1	V
Mandarinenlikör, 30 %, *Marie Brizard*, 2 cl	61	0	K
Mandarinensaft, 0,2 l	92	0,6	V

Lebensmittel (verzehrbarer Anteil)	Kilo-kalorien kcal	Fett g	Nährwert
Mandarin-Orangen, Libbys Obstkon-serven, *Nestlé*	56	0,2	K
Mandel	577	54	FV
Mandeldrink, *Dr. Ritter*, Bio	38	1,5	K
Mandelkrokant, *Langnese*	227	11,3	FK
Mandella-Pudding, *Dr. Oetker*, 1 Port.	136	2,6	K
Mandelmonde, *Sionon*, 1 St.	31	1,5	FK
Mandelmus, 20 g	133	11,8	FV
Mandel-Nuss Clu-sters, mit fettarmer Milch, 1 Port.	176	5	K
Mandelöl, *Vitaquell*	819	91	FV
Mandelschokolade Mini, *Ritter Sport*	536	35	FK
Mandelsplitter, 1 TL	58	5,4	FV
Mandelsplitter-konfekt, 1 St.	60	5	FK
Mango	59	0,5	V
Mango, 1 St., 250 g	148	1,3	V
Mango-Chutney, Bio, *Naturata*	117	0,2	K
Mangold	14	0,3	BV
Mangold Minis, TK, *Iglo*	181	16	F
Mangosoße, *Kraft*, 1 EL	32	0,5	
Manhattan, 6 cl	145	0	
Manhattan Double Vanilla, *Schöller*	189	8	FK
Maoam, *Haribo*, i.D.	385	6	K
Maple Syrup, 1 EL	40	0	K
Maple Walnuts, Eiscremetüte, *Mövenpick*, *Nestlé*	302	17	FK

Lebensmittel (verzehrbarer Anteil)	Kilo-kalorien	Fett	Nährwert	Lebensmittel (verzehrbarer Anteil)	Kilo-kalorien	Fett	Nährwert
	kcal	g			kcal	g	
Maracuja-Aprikosen-Saft, *Granini*	49	0		Martini-Cocktail, 6 cl	150	0	
Maracujanektar, *Granini*	53	0,2	K	Märzenbier, 0,5 l	255	0	
				Marzipan	493	25	FK
Margarine	722	80	F	Marzipankartoffel, 1 St., 5 g	21	0,8	FK
Margarine, 1 EL	108	12	F	Marzipan-Rohmasse, *Zentis*	449	29	FK
Margarine, 1 TL	36	4	F				
Margarine, halbfett	368	40	F	Mascarpone, *Galbani*	434	44	F
Margarine, halbfett, 1 TL	18,4	2	F	Mascarpone, 70 % Fett i. Tr.	460	47,5	F
Marille	43	0,1	MV	Matjesfilet, 1 St., 80 g	214	18,1	EF
Marille, 1 St., 50 g	22	0,1	MV	Matjessalat, *Homann*	198	16,6	F
Marille, Dose	71	0,1	K	Maulbeeren	38	*	V
Marille, getr.	240	0,5	BK	Maultasche, schwäbisch, 1 St., 55 g	85	3	
Marille, getr., 4 halbe Früchte	52	0,1	BK	Maultaschen-Gemüse-Pfanne, TK, *Bofrost*	163	8,6	FK
Marillenknödel, TK, *Iglo*	207	5,1	K	Maulwurfkuchen, *Dr. Oetker*, 1 St.	389	25,2	FK
Marillenkonfitüre, 1 TL	25	+	K	Mayonnaise, 50 % Fett	490	52	F
Marillenschnaps, 2 cl	65	*		Mayonnaise, 50 % Fett, 1 EL	147	15,6	F
Markklößchentopf, *Erasco*	49	2,8		Mayonnaise, 80 % Fett	727	78,9	F
Marmelade, 1 TL, i.D.	27	+	K	Mayonnaise, 80 % Fett, 1 EL	218	23,7	F
Marmorkuchen, BM, *Dr. Oetker*, 1 St.	205	9,3	FK	Mayonnaise, Delikatess-, *Thomy*	698	75	F
Marone	196	1,9	BK	Mayonnaise ohne Ei, *Vitam*, Bio	484	50,7	F
Marone, 8 St., 45 g	88	0,9	BK	Meeraal	299	25	F
Mars, *Masterfoods*, 1 St.	257	10	FK	Meeräsche	120	4,3	E
Mars Delight, *Mars*, 1 St.	221	13,4	FK	Meeresfrüchte in Öl, *Nadler*	122	6	EF
Mars Eiscreme	243	15	FK	Meerrettich	63	0,3	BV
Mars Mandel, *Masterfoods*, 1 St.	245	12,9	FK	Meerrettich, gerieben, 1 TL	6	+	V
Mars Miniatures, *Masterfoods*, 1 St.	36	1,4	FK				
Marsala, 5 cl	56	0					
Marshmallows	333	0	K				

Lebensmittel (verzehrbarer Anteil)	Kilo-kalorien kcal	Fett g	Nährwert
Meerrettich, Tube, *Thomy*	236	20,9	F
Meerrettich Merettina, tafelfertig, *Hengstenberg*	151	9,8	F
Meerrettichsahne, 1 EL	61	5,5	F
Meerrettich-Spread, *Vitam*	127	6,6	
Meersalz, *Vitaquell*	0	0	
Mehl, Type 405	335	1	K
Mehl, Type 405, 1 EL	50	0,2	K
Mehl, Type 405, 1 TL	17	0,1	K
Mehlschwitze, braun, *Mondamin*	570	40	FK
Mehlschwitze, hell, *Mondamin*	576	40	FK
Mehrfrucht Sonnen-frisch, *Granini*	45	0,5	K
Mehrkornbrötchen Unsere Goldstücke, TK, *Coppenrath & Wiese*, 1 St.	135	2,5	BK
Meisterscheiben, 25 % Fett i. Tr., *Karwendel*	201	11	F
Meisterscheiben, 45 % Fett i. Tr., *Karwendel*	278	22	F
Merci, 1 St., i.D.	56	3,7	FK
Messino, *Bahlsen*, i.D.	410	13	FK
Mett	279	22,5	F
Mettbällchen in Kohlrabigemüse, TK, *Bofrost*	125	7,3	FK
Mettwurst, grob, i.D.	296	24,3	F
Mexicana-Mix, *Hensel*	276	2	BK
Mexicana-Sauce, *Develey*	82	0,9	K

Lebensmittel (verzehrbarer Anteil)	Kilo-kalorien kcal	Fett g	Nährwert
Mexiko Aspik, *Höhenrainer*	82	2	
Mexiko-Salat, *Kühne*	57	0,5	K
Mezzo Mix Orange, *Coca-Cola*, 0,2 l	86	0	K
Miesmuschel	57	2	E
Mikado zartherb, *De Beukelaer*	478	18	FK
Milch, 3,5 % Fett, Südmilch, *Campina*	64	3,5	EM
Milch, fettarm, 1,5 % Fett, 0,2 l	94	3	E
Milch-Drink Classic, *Emmi*	82	1,3	K
Milchkaffee, Café au lait, *Nestlé*, 150 ml	53	2,3	K
Milchkakao, 0,25 l	295	5,2	FK
Milchmädchen, gezuckerte Kondens-milch, *Nestlé*, 1 EL	27	1	FK
Milchnudel, *Ehrmann*	110	2,6	K
Milchnudeln Vanillegeschmack, *Dr. Oetker*, 1 Port.	246	6,3	K
Milchpudding, Puddis, *Campina*, i.D.	99	2,6	K
Milchpulver, mager, 25 g	89	0,2	E
Milchreis, *Dr. Oetker*, 1 Port., i.D.	227	2,9	FK
Milchreis, pur, *Müller*, 1 Becher, i.D.	106	2,5	K
Milchreis, 0,1 % Fett, *Müller*, 1 Becher	186	0,2	K
Milchreis Diät, *Müller*, 1 Becher, i.D.	174	2,4	K

M

Lebensmittel (verzehrbarer Anteil)	Kilo-kalorien	Fett	Nährwert	Lebensmittel (verzehrbarer Anteil)	Kilo-kalorien	Fett	Nährwert
	kcal	g			kcal	g	
Milchreis Vanille-geschmack, süße Terrinen, *Maggi*	131	3	K	Mini-Schoko-Gebäck Vollmilch, Diät, 1 St.	22	1,1	F
Milchschnitte, *Ferrero*, 1 St.	116	7,7	FK	Minuteria , Peppe-roni-Salami, *Wagner*	223	8,2	FK
Milchschokolade, i.D.	531	30	FK	Minuteria, Tomate-Mozzarella, *Wagner*	198	6,2	FK
Milka Amavel à la Mousse au chocolat, *Kraft*	560	36,5	FK	Mirabelle	67	0,2	MV
				Mirabelle, 1 St., 10 g	7	+	MV
Milka Diät Alpen-milch, *Kraft*	500	31	FK	Mirabo, 65 % Fett i. Tr., *Champignon*	408	38	F
Milka Diät Cappuccino, *Kraft*	490	29,5	FK	Miracel Whip Balance, *Kraft*	185	15,5	F
Milka Diät Haselnuss, *Kraft*	500	33,5	FK	Miracoli, Spaghetti Carbonara , *Kraft*	159	5,5	FK
Milka Hüttenträume à la Eierlikör, *Kraft*	570	37,5	FK	Miracoli, Tortellini, *Kraft*	158	6,9	FK
Milka Naps, *Kraft*, i.D.	540	32,5	FK	Miracoli Pastasoße, *Kraft*, i.D.	71	3	K
Milka Tender, *Kraft*	405	19,5	FK	Miree Kräuter	256	24,5	F
Milken	99	3,4	E	Miree Meerrettich	250	23,5	F
Milky Way, *Masterfoods*, 1 St.	118	4,4	FK	Miree Vital Kräuter	167	13	F
				Mischbrot, Roggen-	212	1,1	BK
Milky Way Brotauf-strich, *Masterfoods*	541	33,6	FK	Mischbrot, Roggen-, 1 Scheibe, 40 g	85	0,4	BK
Milky Way Crispy Rolls, *Masterfoods*, 1 St.	129	6,8	FK	Mischbrot, Weizen-	226	1,1	BK
				Mischbrot, Weizen-, 1 Scheibe, 40 g	90	0,4	BK
Milky Way Eiscreme, 1 St.	115	7	FK	Mispel (Loquat)	44	*	V
Milky Way Sandwich 1 St.	114	7,5	FK	Mispel (Loquat), 1 St., 25 g	11	*	V
Milky Way Mineralwasser	0	0	M	Mixed Pickles, *Hengstenberg*	23	0	
Mini Milk Vanille, *Langnese*, 1 St.	29	0,6	K	Mjölk-Bröt, *Wasa*, 1 Scheibe	26	0,1	BK
Mini Quadrago, *Ritter Sport*, i.D.	549	33	FK	Mohnback, *Schwartau*	292	13,5	FK
Mini Schoko-Konfekt, *Haribo*	402	7	FK	Mohnsamen	492	42,2	BF
				Mohnstollen, *Bahlsen*	444	34	FK

Lebensmittel (verzehrbarer Anteil)	Kilo-kalorien	Fett	Nährwert
	kcal	g	
Möhrchen, extra fein, *Bonduelle*	25	0,7	
Möhre	25	0,2	MV
Möhre, 500 g	101	0,8	MV
Möhrensaft, *Schneekoppe*	33	0	V
Mokkabohnen, Zartbitterschokolade, *Schwartau*	474	25,5	FK
Mokka-Flip, 7 cl	246	10,9	K
Molke, 0,25 l	60	0,5	
Molke, Fitness, Maracuja, *Müller*	33	0,1	E
Molke, Frucht-, Vitality, *Milram*	52	0,3	K
Molke, mit Fruchtge-schmack, i.D.	65	0,2	K
Molke, Schlank-Kur, *Multaben*, 43 g	164	3,1	K
Molkedrink, *Stroth-mann*, 500 g, i.D.	100	0,5	K
Molkedrink Jogolé, *Zott*	60	0,1	K
Molke-Getränk, Gra-nulat, *Dr. Ritter*, 1 EL	37	+	
Molke-Kur, *Multaben*, 30 g	106	1	K
Molkenpulver	353	1,1	K
Mon Chéri, *Ferrero*, 1 St.	43	1,9	FK
Mondamin	348	0	K
Mondamin, 1 TL	18	0	K
Mondamin Fix Soßenbinder, dunkel	375	1	K
Mondamin Fix Soßenbinder, hell	379	1	K
Monster Backe, Fruchtquark, *Ehrmann*	114	3,5	EF

Lebensmittel (verzehrbarer Anteil)	Kilo-kalorien	Fett	Nährwert
	kcal	g	
Monte Drink, *Zott*	87	2,1	FK
Monte Schoko, *Zott*	195	13,3	FK
Moosbeeren	35	0,7	V
Morchel	15	0,3	BE
Morchel, getr.	98	2,8	BE
Mortadella, *Höhenrainer*	158	10	F
Mortadella, 30 g, i.D.	104	9,8	F
Mousse, mit Milch zu-bereitet, *Dr. Oetker*, 1 Port.	154	5,6	FK
Mousse au Chocolat, *Natreen*, 1 Port.	65	2,9	
Moutarde Sauce, 1 EL	60	5	F
Mozartkugeln	502	26,3	FK
Mozzarella	255	19,8	EF
Mozzinis, TK, *Iglo*	240	13	FK
Muffin, 1 St.	160	6	FK
Muffin, *Nestlé*, i.D.	443	24	FK
Müllermilch, *Müller*, 500 ml, i.D.	386	7,3	EK
Multifrucht-Gelee	531	0	K
Multikornfleks, *Kölln*	337	3,4	K
Multikornflocken, zart und kernig, Bio, *Kölln*	330	5	B
Multivitaminbon-bons, zuckerfrei, 75 g	273	0	V
Multi-Vitamin-Drink, ACE, *Müller*, 0,5 l	275	0,5	KV
Multivitamin-Gemü-setrunk, *Wertkost*	12	0	V
Multivitamin-Mehr-fruchtnektar, Trink-genuss, *Granini*	53	0,5	KV
Multivitaminsaft, Dr. Koch´s Trink 10, *Granini*	55	0,5	V

M

Lebensmittel (verzehrbarer Anteil)	Kilokalorien kcal	Fett g	Nährwert
Mungobohnenkeime, *Bonduelle*	14	0,1	BE
Münsterkäse, 45 % Fett i. Tr., 30 g	87	6,8	EF
Münsterkäse, 50 % Fett i. Tr., 30 g	96	7,9	EF
Mürbegebäck, *Sionon*, 1 St.	25	1,2	FK
Mürbekeks, Diät, *Veelmann*	440	13	FK
Mürbeteig, Fertigteig, *Sanella*	480	27	FK
Mürbeteig, Frischteig, gebacken, *Nestlé*	466	26,4	FK
Muschelfleisch	68	2	E
Muscheln, natur, Dose	66	1,3	E
Muskateller, 5 cl	80	0	
Müsli, Früchte-, ohne Zucker, 40 g, i.D.	145	3,5	B
Müsli, Schoko-, 40 g, i.D.	160	4,6	
Müsli Vitaminfrühstück 10 Früchte, *Schneekoppe*	314	0,7	KV
Müsli-Hausmischung, *Hensel*	373	11,6	B
Müslimischung, 40 g, i.D.	158	4	B
Müslipause, Cranberry, *Schneekoppe*	387	8,8	FK
Müsli-Schnecken, 1 St.	90	6	FK
Müslix, *Kellogg's*, 1 St.	112	4,5	BK
Nacktgerste, Bio, *NaturataSpielb.*	304	3,2	BK
Nährbier, 0,33 l	178	0	K
Nährhefe, salzlos, 1 EL	29	0	V
Nasi Goreng, TK, *Frosta*	104	1,9	EK

Lebensmittel (verzehrbarer Anteil)	Kilokalorien kcal	Fett g	Nährwert
Nasi Goreng, TK, *Iglo*	447	5,3	K
Naturkäse-Scheiben, (Edamer, Gouda), *Du darfst*, i.D.	263	17	F
Naturreis, Rundkorn, Bio, *NaturataSpielb.*	345	2,2	BK
Nektarine	53	*	V
Nektarine, 1 St., 125 g	66	*	V
Nescafé Cappuccino Dolce Gusto, *Nestlé*, 1 Tasse, i.D.	84	3,7	K
Nescafé Classic, ohne Milch und Zucker, *Nestlé*, 1 Tasse	1	+	
Nescafé Latte Macchiato, *Nestlé*, 1 Glas	76	4	K
Nescafé Latte Macchiato, leicht gesüßt, *Nestlé*, 1 Glas	89	4,2	K
Nescafé Wiener Melange, *Nestlé*, 1 Tasse	75	2,4	K
Nesquik, mit Milch 1,5 % Fett zubereitet, *Nestlé*, 1 Glas	169	3,8	K
Nesquik Joghurt + Cerealien, 1 Becher	155	6	FK
Nesquik Knusperfrühstück, *Nestlé*, 1 Port.	179	4	K
Nesquik Schokosirup, *Nestlé*, 1 EL	34	+	K
Nesquik trinkfertig, *Nestlé*, 0,2 l	168	3,8	K
Nesquik zuckerreduziert, mit Milch 1,5 % Fett zubereitet, *Nestlé*, 1 Glas	168	3,8	K

Lebensmittel (verzehrbarer Anteil)	Kilo-kalorien	Fett	Nährwert
	kcal	g	
Nestea, i.D.	31	+	K
Netzmelone	26	0	V
Nikolaschka, (4 cl Weinbrand, 1 TL Zucker)	116	0	K
Nimm 2, *Storck*	368	0,1	KV
Nimm 2 Lachgummi, *Storck*	323	0,2	KV
Nisslsalat	14	0,4	MV
Nockerlgrieß	328	1	K
Nogger Original, *Langnese*, 1 St.	210	14	FK
Nougat	500	24	FK
Nucki Erdbeer, *Schöller*, 1 St.	189	7,6	FK
Nucki Nuss, *Schöller*	247	15	FK
Nudel Up, Bolognese mit Rind, *Birkel*	97	5	FK
Nudel-Hühnchenpfanne, TK, *Eismann*	120	4	E
Nudeln, eifrei, gekocht (= 30 g roh)	109	0,4	K
Nudeln, eifrei, roh (= 350 g gekocht)	362	1,2	K
Nudelsalat, *Weight Watchers*, 1 Port.	115	3,9	K
Nudelsauce Cipollo, *Hengstenberg*	67	3	K
Nudelsauce Verdure, *Hengstenberg*	55	2,3	
Nudeltopf mit Fleischklößchen, *Maggi*, 1 Dose	179	8,5	
Nudeltopf mit Huhn, *Maggi*, 1 Dose	325	21,4	FK
Nürnberger Lebkuchen, 1 St., ca. 50 g	200	6,9	FK

Lebensmittel (verzehrbarer Anteil)	Kilo-kalorien	Fett	Nährwert
	kcal	g	
Nürnberger Rostbratwurst	329	29,5	F
Nürnberger Rostbratwurst, TK, *Eismann*	378	35	F
Nussini Minis, Milka, *Kraft*	555	35	FK
Nusskuchen, 1 St., i.D.	251	11	FK
Nüsslisalat	14	0,4	MV
Nussnougat, *Schwartau*	503	27	FK
Nuss-Nougat-Creme, 1 TL, i.D.	53	3,1	FK
Nussplätzchen, 1 St.	23	1,4	FK
Nusspli Nuss-Nougat-Creme, *Zentis*	541	32	FK
Nuss-Sahnetorte, TK, *Coppenrath & Wiese*	307	21,4	FK
Nutella, *Ferrero*, 1 Port., 25 g	129	7,5	FK
Nutri Grain, *Kellogg's*, 30 g, i.D.	110	3	K
Obers, 30 % Fett	309	31,7	F
Obers, 30 % Fett, 1 TL	15	1,6	F
Oberskren, 1 EL	61	5,5	F
Obstbranntwein, 38 %, 2 cl	50	0	
Obstessig, 1 EL	3	0	
Obstessig-Trank, *Hensel*	51	0	
Obstgarten Diät 0,4 % Fett, *Danone*, i.D.	62	0,4	K
Obstgarten Diät Vanilla, 0,4 % Fett, *Danone*, i.D.	67	0,4	K
Obstgarten Standard, *Danone*, i.D.	107	3,5	K
Obstgarten Vanilla, *Danone*, i.D.	126	4,8	FK

M
N
O

Lebensmittel (verzehrbarer Anteil)	Kilo-kalorien kcal	Fett g	Nährwert
Obstkonserven, *Natreen*, i.D.	34	0,2	
Obstkonserven, Diätobst, i.D.	75	0	
Obstkonserven, s. a. einzelne Sorten			
Obstkuchenboden, FP, 1 Platte	600	17	FK
Obstkuchenteig, BM, *Dr. Oetker*	435	22,5	FK
Obstler, 2 cl	48	0	
Obstsalat, Fit & Fruchtig, *Nadler*	79	0,5	K
Ochsenherz, Frucht	63	0,3	
Ochsenmaulsalat, *Nadler*	45	1	E
Ochsenschwanz	184	11,5	EF
Ochsenschwanz-suppe, konzentr., *Knorr-Unox*, 1 Port.	136	8	EF
Ochsenschwanz-suppe, *Maggi*, 1 Port.	83	4	F
Ochsenzunge, gekocht	189	12,7	EF
Ogenmelone	26	0	V
Ohne Gleichen Voll-milch oder Edelherb, *Bahlsen*, i.D.	550	47	FK
Okra	19	0,2	BV
Öl	819	91	F
Öl, 1 EL	82	9	F
Öl, 1 TL	41	4,5	F
Öl, s. a. einzelne Sorten			
Old Fashioned, 4 cl	132	0	
Olio, extra vergine, *Bertolli*	819	91	F
Oliven, grün, 10 St.	60	6	FM

Lebensmittel (verzehrbarer Anteil)	Kilo-kalorien kcal	Fett g	Nährwert
Oliven, grün, mariniert	133	13,3	FM
Oliven, mit Mandeln, 1 St.	20	1,8	F
Oliven, schwarz	351	35,8	F
Olivenöl	897	99,6	FV
Olivenöl, 1 EL	90	10	FV
Olivenöl, nativ extra, Bio, *NataraaSpielb.*	897	99,6	F
Olivenöl, natives, extra, *Mazola*	890	99	FV
Olmützer Quargel, Bio, *Heirler*, 1 Rolle, 125 g	141	0,6	E
Ölsardinen, abgetropft, i.D.	222	13,9	EF
Ölsardinen, abge-tropft, 1 St., i.D.	56	3,5	EF
Opekta, Gelierpulver, 10 g	29	0	
Orange	42	0,2	V
Orange, 1 St., 150 g	63	0,3	V
Orangeat	309	0,3	K
Orangengelee, 1 TL	31	0	K
Orangen-marmelade, 1 TL	26	0	K
Orangenmarmelade, bitter, *Schwartau*	265	1	K
Orangen-Nougat-Creme, 1 TL	51	3	FK
Orangensaft, frisch gepresst	46	0,2	V
Orangensaft, Hohes C, *Granini*	43	0,5	V
Orangensaft, ungesüßt	44	0,2	V
Osterei, mit Creme-füllung, 1 St., i.D.	100	8	FK
Osterei, Nougat, 1 St., ca. 20 g	110	6,7	FK

Lebensmittel (verzehrbarer Anteil)	Kilo-kalorien	Fett	Nährwert
	kcal	g	
Osterei, Vollmilch, 4 St., je ca. 5 g	106	6	FK
Ostereier, Baiser-, *Haribo*	388	0	K
Ouzo, 38 %, 2 cl	41	0	
Ovomaltine, 1 TL	18	0,1	KM
Ovomaltine mit Magermilch, 0,25 l	142	0,6	K
Ovomaltine mit Vollmilch, 0,25 l	214	9,1	FK
Paella, TK, *Bofrost*	139	5,3	EK
Palmherz, Dose	30	0,1	
Palmin, Palminsoft, Pflanzenfett	900	100	F
Palmitos, Dose	30	0,1	
Pamesello, Streukäse, 32 % Fett i. Tr., 1 EL	79	5	EF
Pampelmuse	45	0,2	V
Pampelmuse, 1 St., 250 g	113	0,5	V
Panettone	337	10,7	K
Pani Picanti, *Brandt*, i.D.	470	24	FK
Paniermehl	349	1	K
Paniermehl, 1 EL	70	0,2	K
Papaya	37	0,1	V
Papaya, 1 St., 400 g	148	0,4	V
Papayasaft	17	0,1	V
Paprikamark, *Kühne*	193	9,9	
Paprika-Nuss-Auf-strich, Bio, *Vitam*, 10 g	15	0,8	
Paprikapastete, vege-tabile, *Tartex*, 25 g	57	4,7	F
Paprikasalami	366	32,1	F
Paprikaschote	20	0,3	BV
Paprikaschote, 1 St., 150 g	30	0,5	BV

Lebensmittel (verzehrbarer Anteil)	Kilo-kalorien	Fett	Nährwert
	kcal	g	
Paprika-Spread, Bio, *Vitam*, 10 g	17	1,1	
Paprikastreifen, TK, *Bofrost*	20	0,3	BV
Paprikawurst, *Höhenrainer*	159	11	EF
Paradeiser	17	0,2	V
Paradeiser, 1 St., 150 g	26	0,3	V
Paradeisermark, 1 EL	10	0,1	
Paradiescreme, ohne Kochen, Vanille, *Dr. Oetker*, 1 Port., i.D.	103	2,3	K
Paranuss	673	67	BF
Paranuss, 3 St.	121	12,1	BF
Parisergipfel, Blätterteig, 1 St.	314	14,5	FK
Parmaschinken, ohne sichtbares Fett	138	3,5	E
Parmesan	375	25,8	EF
Parmesan-Streukäse, 1 EL	56	3,9	EF
Parmesan-Streukäse, 1 TL	19	1,3	EF
Partyfrikadellen, TK, *Bofrost*	221	13,8	EF
Partysalat, i.D.	158	14	F
Partyschnitzel, Wie-ner Art, TK, *Bofrost*	135	1,5	E
Passionsfrucht	63	0,4	MV
Passionsfrucht, 1 St., 40 g	25	0,2	MV
Pasta Gnocchi alla Pomodore, TK, *Iglo*	135	4	K
Pasta Pesto Rosso, TK, *Frosta*	81	4	K
Pastagerichte, *Erasco*, i.D.	68	1,9	K

Lebensmittel (verzehrbarer Anteil)	Kilokalorien	Fett	Nährwert
	kcal	g	
Pastalini in Tomaten-Rahmsauce, TK, *Iglo*	156	5,5	K
Pastasauce Arrabiata, *Buitoni*	53	2,6	K
Pastasauce Basilico, *Buitoni*	62	3,4	
Pastetenfüllung, Fleisch für 1 St., i.D.	160	10	F
Pastinake	58	0,4	B
Patna + Wildreis mit Gemüse, TK, *Iglo*	96	0,6	K
Patriarch, 45 % Fett i. Tr., *Champignon*	385	30	F
Pecan Nut´s Kick, *Mövenpick*	244	14	FK
Pecorino, 36 % Fett i. Tr.	368	30	F
Pekannuss	703	72	BF
Pekannuss, 6 St.	106	10,8	BF
Pekingkohl	12	0,3	MV
Pektin-K, Granulat, *Dr. Ritter*	122	3,5	B
Pellkartoffeln	70	0,1	KV
Penne 4 Formaggi, TK, *Frosta*	159	6,2	FK
Penne all'arrabiata, *Hilcona*	110	3,6	K
Penne mit Basilikum, *Natur Korn*	347	0,3	K
Penne Rigate, (roh), *Buitoni*	352	1,9	K
Penne Tomate-Mozzarella, TK, *Eismann*	149	5	K
Peperoncini, *Specht*	25	+	
Peperoni	28	0,3	B
Peperoni, mild, *Hengstenberg*	31	0,2	
Peppies, *Lorenz*	501	25	FK

Lebensmittel (verzehrbarer Anteil)	Kilokalorien	Fett	Nährwert
	kcal	g	
Perlzwiebel, eingelegt, 1 St.	2	0	
Pernod, 40 %, 2 cl	40	0	
Persimone (Kaki)	72	0,3	MV
Pesto alla Genovese, gekühlt, *Buitoni*, 1 Port. = 70 g	340	33	F
Pesto Arrabiata, *Kattus*	124	12,4	F
Pesto Rosso, *Buitoni*	511	47	F
Petersfisch	85	1,4	E
Petersilie, gehackt, 1 EL	3	+	V
Petersilienwurzel	40	0,5	BM
Pfälzer, 1 St., 70 g	232	21,6	F
Pfannengemüse, Bauernart, TK, *Iglo*	112	6,9	F
Pfannengemüse, italienisch, TK, *Iglo*	66	3,9	FV
Pfannengemüse der Saison Frühjahr/ Sommer, TK, *Iglo*	94	3,6	
Pfannengemüse der Saison Herbst/ Winter, TK, *Iglo*	81	4,1	
Pfannenquartett, TK, *Eismann*, i.D.	123	3	K
Pfannen-Sahne-Sauce, *Thomy*	245	25,3	F
Pfannensoße Zwiebel, *Maggi*, 1 Glas	413	33,6	FK
Pfannkuchenteig-Mix, *Mondamin*	370	3,5	K
Pfeffer	0	0	
Pfeffer, grün, *Hengstenberg*	26	0,8	
Pfefferkuchen	380	9,4	K
Pfefferminzdrops, 1 St.	20	+	K

Lebensmittel (verzehrbarer Anteil)	Kilo-kalorien	Fett	Nährwert
	kcal	g	
Pfefferminzlikör, 30 %, 2 cl	50	0	
Pfeffer-Sahne-Sauce, *Thomy*	115	7,5	FK
Pfefferschote, 10 g	3	+	
Pfeffersoße, *Maggi*, 1 Port. = 60 ml	28	1,5	FK
Pfeffersoße, Rahmsoße, *Knorr*, 1/4 l	280	23	FK
Pferdefleisch, i.D.	107	2,7	E
Pfifferling	15	0,5	BM
Pfifferling, Dose	15	0,7	BM
Pfifferlingcremesuppe, Meisterklasse, *Maggi*, 1 Port.	125	7,8	FK
Pfifferlingrahmsuppe, *Erasco*	48	3,8	FK
Pfirsich	43	0,1	MV
Pfirsich, 1 St., 125 g	54	0,1	MV
Pfirsich, halbe Frucht, Libbys Obstkonserven, *Nestlé*	70	0,1	K
Pfirsich, getr.	244	0,6	BK
Pfirsichbowle, 0,2 l	216	0,1	K
Pfirsichsaft, Trinkgenuss, *Granini*	54	0,2	V
Pflanzenmargarine Omega 3, *Vitaquell*	720	80	FV
Pflaume	49	0,2	MV
Pflaume, 1 St., 10 g	5	+	MV
Pflaume, Dose	75	0,1	K
Pflaume, getr., mit Kern	193	0,5	BK
Pflaume, getr., mit Kern, 1 St., 6 g	12	+	BK
Pflaume, getr., o. Kern	222	0,6	BK
Pflaumenkuchen, Alt-Böhmischer, *Coppenrath & Wiese*	205	9,4	FK

Lebensmittel (verzehrbarer Anteil)	Kilo-kalorien	Fett	Nährwert
	kcal	g	
Pflaumenmus, 1 TL	24	+	K
Pflaumenmus, *Schwartau*	219	0,1	K
Pflaumenmus, gewürzt, Diät, *Schneekoppe*	135	0,1	K
Pflaumensaft, 0,2 l	98	0,3	K
Physalis	72	1,1	MV
Piccolinis, TK, *Wagner*, 1 St., i.D.	71	3,3	FK
Pick Up, *Bahlsen*	510	26	FK
Pilgermuschelfleisch	63	0,1	E
Pils, 0,33 l, i.D.	142	0	
Pilze, i.D.	18	0,5	BM
Pilze, getr., 10 g, i.D.	11	0,3	BM
Pilze, s.a. einzelne Sorten			
Pilzragout, *Du darfst*, 1 Port.	195	4	K
Piña Colada, 0,2 l	185	1,1	K
Pinienkerne	674	60	F
Pinienkerne, 1 EL, 20 g	135	12	F
Piquillos, *Bonduelle*	41	0,4	K
Piratenstäbchen, TK, *Frosta*	197	8,5	E
Pizza, Steinofen-, TK, *Wagner*, 1/2 Pizza, i.D.	375	21,3	FK
Pizza Al Forno 4 Käse, TK, *Iglo*, 300 g	789	33	FK
Pizza Balance, grüner Spargel, *Wagner*, 1/2 Pizza	313	7,1	K
Pizza Bellissima Speciale, TK, *Bofrost*	212	7,9	FK
Pizza Crossa Blattspinat-Champignon, TK, *Iglo*, 290 g	579	27	FK

P

Lebensmittel (verzehrbarer Anteil)	Kilo-kalorien	Fett	Nährwert
	kcal	g	
Pizza Crossa Classica, TK, *Iglo*, 290 g	702	38	FK
Pizza Fertigteig, *Sanella*	285	4	K
Pizza Fix Origano, *Oro di Parma*	53	0,3	K
Pizza Fix Peperoncini, *Oro di Parma*	47	0,2	K
Pizza Naturlust, Bio, *Wagner*, 1/2 Pizza	346	14,5	FK
Pizza Pesto, *Hilcona*	299	13	FK
Pizza Pollo, *Dr. Oetker*, 1/2 Pizza	378	16,3	FK
Pizza Ristorante, Mozzarella, *Dr. Oetker*, 1/2 Pizza	441	22,8	FK
Pizza Ristorante, Salame, TK, *Dr. Oetker*, 1/2 Pizza	437	22,4	FK
Pizza Ristorante, Spinaci, TK, *Dr. Oetker*, 1/2 Pizza	429	22,6	FK
Pizza Ristorante, Vegetale, TK, *Dr. Oetker*, 1/2 Pizza	381	17,5	FK
Pizza Supreme, *Dr. Oetker*, 1/2 Pizza	544	23,4	FK
Pizza-Leberkäse, *Höhenrainer*	186	14	EF
Pizzateig, Frischteig, *Buitoni*, 1 Pkg.	642	16	K
Pizzateig, Frischteig, *Nestlé*, 1 Pkg.	943	48	FK
Pizzateig, *Mondamin*, 1 Pkg.	1030	40	FK
Pizzateig, *Wagner*	235	3,9	K
Pizzettis Käse, *Bofrost*, 1 St.	96	5,3	FK

Lebensmittel (verzehrbarer Anteil)	Kilo-kalorien	Fett	Nährwert
	kcal	g	
Pizzies, TK, *Wagner*, 1 St.	348	17	FK
Plavac, feinherb, 0,25 l	176	0	
Plavac, mild, 0,25 l	187	0	
Plockwurst, i.D.	319	26,3	EF
Pocket Coffee, *Ferrero*, 1 St.	52	2,4	FK
Pökelfleisch, i.D.	136	7,2	E
Pökelzunge	182	12,3	EF
Polenta, gebackener Maisbrei, 50 g	101	6,5	K
Polentamehl	339	1,1	K
Polentamehl, 1 EL	68	0,2	K
Pomelo	72	0,1	V
Pomelo, 1 St., 250 g	180	0,3	V
Pommernspieß Genießer-Kochschinken, *Rügenwalder Mühle*	120	4	E
Pommernspieß Rauchschinken, *Rügenwalder Mühle*	115	3	E
Pommes Chips, 50 g	270	19,7	FK
Pommes frites, frittiert, 150 g, i.D.	435	21,8	FK
Pommes frites, TK, *Eismann*	120	4	K
PomPom, *Haribo*	373	0	K
Pomps Kindergrieß	340	1	K
Pop Orange, *Schöller*, 1 St.	94	4	FK
Popcorn, gepoppt, 25 g	92	1,3	K
Popcornmais	368	5	BK
Pops, *Kellogg's*, 1 Port. (30 g + 125 ml fettarme Milch)	173	2,5	K
Porree	25	0,3	MV
Porree, Rahm-, Minis-, TK, *Iglo*	64	4	F

Lebensmittel (verzehrbarer Anteil)	Kilo-kalorien kcal	Fett g	Nährwert
Portulak	11	0,3	V
Portwein, 5 cl	77	0	
Poularde, s.a. Hähnchen			
Poularde mit Haut	240	18,4	EF
Poulet mit Haut	240	18,4	EF
Powidl, 1 TL	23	+	K
Prager Gurken, *Specht*	25	1	
Prairie Oyster, 1 Glas	93	6,1	F
Praline, 1 St.	60	4	FK
Pralinenmischung, Feinste, *Sionon*	531	35	FK
Preiselbeere	35	0,5	BV
Preiselbeeren, gesüßt, Glas	182	0,3	BK
Preiselbeeren, ungesüßt, Glas	34	0,6	B
Preiselbeerkonfitüre	195	+	K
Preiselbeerkonfitüre, 1 TL	20	+	K
Preiselbeersoße	71	0,3	K
Premiumsalami, *Höhenrainer*	276	20	F
Presssack, i.d.	281	24,7	F
Pringles, 25 g, i.d.	35	2,3	FK
Prinzenrolle, Kakao, *Griesson*, i.d.	476	20	FK
Prinzentaler, *De Beukelaer*	508	24	FK
Probiotischer Drink Aktifit, Classic, *Emmi*	82	1,3	K
Probiotischer Drink Aktifit, Erdbeer, *Emmi*	67	0,1	K
Prosciutto cotto	125	3,8	E
Prosecco	83	*	
Proseccoessig, *Hengstenberg*	79	0	K

Lebensmittel (verzehrbarer Anteil)	Kilo-kalorien kcal	Fett g	Nährwert
Provolone, 50 % Fett i.Tr.	365	28,9	EF
Provolone, 50 % Fett i.Tr., 20 g	73	5,8	EF
Pudding, einfach, mit Milch, 1 Port.	150	1	K
Pudding, Grieß-, mit Kirschsoße, *Nestlé*, 1/4 Becher	136	3	K
Puddingpulver, 1 Pkg.	128	0,1	K
Puderzucker	400	0	K
Puderzucker, 1 TL	20	0	K
Puffreis	390	2,3	K
Puffreis, 1 EL	8	+	K
Pulverkaffee, 1 Tasse	2	+	
Pumpernickel	185	1	B
Pumpernickel, 1 Scheibe, 40 g	74	0,4	B
Pumpernickel, 1 runde Scheibe, 20 g	37	0,2	B
Punica, Orange	45	0	K
Punica Fruchtnektare und Erfrischungs-getränke, i.d.	18	0,1	K
Punica Frucht-schorlen, i.d.	14	0,1	K
Punica Tee & Frucht, i.d.	29	0,1	
Puszta-Gemüsetopf, Trendbox, *Bonduelle*, i.d.	70	0,9	K
Puszta-Salat, *Kühne*	36	0,2	
Pute	157	8,5	E
Pute in Aspik, *Höhenrainer*, i.d.	78	2	E
Putenbrust, natur, *Gutfried*	110	2	E
Putenbrust, ohne Haut	105	1	E

P

Lebensmittel (verzehrbarer Anteil)	Kilo-kalorien	Fett	Nährwert
	kcal	g	
Putenbrust mit Honig, *Herta*	110	2	E
Putencurry Mandarin, TK, *Eismann*	138	6	EK
Putenfiletpfanne „Asia", *Gutfried*	106	2	E
Putenfleisch in Weinaspik, *Zimbo*	91	3	E
Putengeschnetzeltes, *Erasco*	88	2,1	E
Putenhackfleisch, *Gutfried*	170	10	E
Putenherzen	125	5,8	EF
Putenkeule, ohne Haut	114	3,6	E
Putenlachsschinken, *Gutfried*	143	3	E
Putenleber	136	4,7	E
Putenleberwurst Ananas-Curry, *Du darfst*	222	18	EF
Putenminutensteak, *Gutfried*	114	2	E
Putenpfanne „Gyros Art", *Gutfried*	152	8	E
Putensalami, *Du darfst*	263	19	EF
Putensalami, *Gutfried*	294	22	E
Putensalami, *Weight Watchers*	231	16	E
Putensalat, *Du darfst*	136	7,3	E
Putenscheiben „Kassler Art", *Gutfried*	220	16	E
Putenschnitzel, paniert, TK, *Eismann*	170	6	E
Putenschnitzel, un-paniert, TK, *Eismann*	95	1	E

Lebensmittel (verzehrbarer Anteil)	Kilo-kalorien	Fett	Nährwert
	kcal	g	
Putenstreifen chinesisch süß-sauer mit Reis, *Weight Watchers,* 1 Port.	242	1,1	K
Quality Street, 1 St.	92	4	FK
Quargel, Olmützer, Bio, *Heirler*, 1 Rolle, 125 g	141	0,6	E
Quark, 20 % Fett i. Tr.	109	5,1	E
Quark, 20 % Fett i.Tr., 1 EL	27	1,3	E
Quark, 40 % Fett i. Tr.	160	11,4	EF
Quark, 40 % Fett i. Tr., 1 EL	40	2,9	EF
Quark, Diät mit Früchten und Vollkorn, *Ehrmann*	101	5	EF
Quark, Fitness, 0,2 % Fett, Onken, *Dr. Oetker*, 1 Port. (¼ Becher)	118	0,3	K
Quark, Frucht-, 20 % Fett i. Tr.	124	3,7	EK
Quark, mager	72	0,3	E
Quark, mager, 1 EL	18	0,1	E
Quarkfein Cremepulver, zubereitet, *Dr. Oetker*, i.D.	122	1	EK
Quarkkreis, *Exquisa*, i.D.	134	6	FK
Quarkstrudel, TK, *Coppenrath & Wiese*	267	14,5	FK
Quiche, TK, *Wagner*, i.D.	247	16,8	FK
Quitte	38	0,5	B
Quitte, 1 St., 150 g	57	0,8	B
Quittengelee, 1 TL	25	+	K
Quittenmark, 20 g	60	0,5	K
Quittensaft	42	0,4	K
R'Activ Multivitamin	20	0	V

Lebensmittel (verzehrbarer Anteil)	Kilo-kalorien	Fett	Nährwert
	kcal	g	
R'Aktiv Orangengetränk	40	0	
Rachengold, *Storck*, i.D.	380	0,1	K
Rachengold, zuckerfrei , *Storck*, i.D.	230	0,1	K
Raclettekäse, 48 % Fett i. Tr., 20 g	69	5,6	EF
Radi	14	0,2	BV
Radicchio	13	0,2	V
Radieschen, 1 Bund, 80 g	11	0,1	MV
Radlermaß, 1 l	420	+	K
Raffaello, *Ferrero*, 1 St.	62	4,8	FK
Ragout, ungarisch, vegetarisch, *Tartex*, 200 g	212	10	E
Ragout Fin Dörffler, *Herta*	154	10	EF
Raguletto al Funghi	60	1,7	
Raguletto fix für Bolognese	40	0,2	
Raguletto Klassische Art	56	2,4	
Rahm, 10 % Fett	123	10,5	F
Rahm, 10 % Fett, 1 EL	12	1,1	F
Rahm, 30 % Fett	309	31,7	F
Rahm, 30 % Fett, 1 EL	31	3,2	F
Rahm, 30 % Fett, 1 TL	15	1,6	F
Rahmbratensoße, flüssig, *Knorr-Unox*, 1 Port.	588	58	F
Rahmfrischkäse, Gervais, *Danone*	264	25	F
Rahmsoße, *Knorr*, 1/4 l	151	8	FK
Raki, 45 %, 2 cl	68	0	

Lebensmittel (verzehrbarer Anteil)	Kilo-kalorien	Fett	Nährwert
	kcal	g	
Rama Original, 80 % Fett	720	80	F
Rambutan	65	0,1	
Ramee, 55 % Fett i. Tr., *Edelweiß*	347	30	F
Ramee-Royal Tarte, 60 % Fett i. Tr.	398	33	F
Randen	41	0,1	MV
Rapsöl	900	100	F
Rapsöl, 1 EL	90	10	F
Rapsöl, Bio, *Vitaquell*	819	91	F
Rapunzel	14	0,4	MV
Raspelschokolade Zartbitter, *Schwartau*	454	27,2	FK
Ratatouille, *Bonduelle*	39	0,8	
Ratsherrentopf, Minuto, *Birkel*	83	3	FK
Räucherschinken, roh	152	7,7	E
Rauchfleisch	129	6,4	EF
Ravioli, vegetarisch ohne Soja, *Tartex*, 200 g	172	5,4	K
Ravioli 4 formaggi, gekühlt, *Buitoni*, 125 g	378	12	FK
Ravioli in Tomatensauce, *Maggi*, 1 Dose (800 g)	632	12,8	K
Ravioli Spinaci, *Hilcona*, 125 g	245	5,3	K
Rebhuhn	222	9	E
Red Snapper, Filet mit Haut	104	2,6	E
Regenbogenforelle	102	2,7	E
Regensburger, 1 St., 70 g, i.D.	232	21,6	F
Reginatrauben	68	0,3	V
Reh	127	2	E
Reh, Keule (Schlegel)	97	1,3	

P
Q
R

Lebensmittel (verzehrbarer Anteil)	Kilo-kalorien	Fett	Nährwert
	kcal	g	
Reherl	14	0,4	MV
Rehgeschnetzeltes, TK, *Eismann*, 250 g	257	7,5	E
Rehrücken	122	3,6	E
Reiberdatschi, TK, in 1 TL Öl gebraten, 2 St.	227	10,7	FK
Reibkäse, *Hofmeister*	384	30	F
Reineclaude	56	+	B
Reineclaude, 1 St., 10 g	6	+	B
Reis, 10-Minuten-, *Uncle Ben's*	337	0,5	K
Reis, Basmati, *Uncle Ben's*	148	1,7	K
Reis, Langkorn & Wild-, *Uncle Ben's*	146	1	BK
Reis, Natur-	347	2,2	BM
Reis, parboiled, gekocht	106	0,2	K
Reis, parboiled, roh	344	0,5	K
Reis, Spitzen-Lang-korn-, *Uncle Ben's*	144	1	K
Reiscracker, rund, *Quickvital*, i.D.	434	18,5	FK
Reisflocken, Bio, *Hipp*	376	1,1	K
Reisgebäck, jap., 50 g	215	4	K
Reiskugeln, Curry, *Maggi*	130	2	K
Reismehl	352	0,7	K
Reismehl, 1 EL	70	0,1	K
Reis-Nudelsauce Chili, Bio, *Zwergenwiese*	67	0,5	K
Reis-Nudelsauce Curry, Bio, *Zwergenwiese*	87	1,5	K
Reisstärke	343	0	K
Reisstärke, 1 EL	69	0	K
Reisstärke, 1 TL	21	0	K
Reistag, *Dr. Ritter*, 80 g	295	2	B

Lebensmittel (verzehrbarer Anteil)	Kilo-kalorien	Fett	Nährwert
	kcal	g	
Reizker	18	0,7	B
Relish, Barbecue-, *Kraft*, 1 EL	72	0,7	
Relish, Exotic-, *Kraft*, 1 EL	68	0,6	
Remoulade, 50 % Fett, 1 EL	150	13	F
Remoulade, 65 % Fett	641	65	F
Remoulade, 65 % Fett , 1 EL	192	19,5	F
Remoulade, Gourmet-, *Thomy*	551	57,2	F
Renke	100	3,2	E
Rentierfleisch, mittelfett	171	9,4	E
Rentierschinken	264	25	EF
Rettich	14	0,2	BV
Rhabarber	13	0,1	B
Rhabarbertrunk, *Voelkel*	46	0,1	
Rhabarber-Vanille, *Vitaborn*	33	0,1	K
Rheinischer Sauer-braten, TK, *Eismann*	107	3	E
Ribisel, rot	33	0,2	BV
Ribisel, schwarz	39	0,2	BV
Ribisel, weiß	30	+	BV
Ribiselgelee, 1 TL	25	+	K
Ribiselnektar, rot, 0,2 l	122	+	K
Ribiselnektar, schwarz, 0,2 l	128	+	K
Ricard, 43 %, 2 cl	68	0	
Rice Krispies, *Kellogg's*, 1 Port. (30 g + 125 ml fettarme Milch)	175	3	K
Ricotta	174	15	EF
Riesen, *Storck*	442	18,3	FK

Lebensmittel (verzehrbarer Anteil)	Kilokalorien	Fett	Nährwert
	kcal	g	
Riesen-Bockwurst, 1 St.	267	24,7	F
Riesengarnelen, TK, *Eismann*	84	1	E
Riesengarnelen in Öl, *Nadler*	122	5,6	E
Rigatoni alla Carbonara, *Hilcona*	172	7	FK
Rinderbrust	200	14	EF
Rinderfilet	121	4	E
Rindergulasch, *Du darfst*, 1 Port.	355	6	EK
Rinderhals	158	9	F
Rinderherz	124	6	EF
Rinderhirn	130	9,6	EF
Rinderleber	121	2,1	E
Rinderlunge	99	2,9	E
Rinderniere	116	5,1	E
Rinderroulade, *Du darfst*, 1 Port.	307	10	EK
Rinderroulade, Schalenmenü, *Erasco*	91	2,8	E
Rindersuppe, Würfel, 1 Port.	15	1	F
Rindertafelspitz	167	10	F
Rindertalg	896	99,5	F
Rinderzunge	209	15,9	EF
Rindfleisch, Blume	108	2,4	E
Rindfleisch, Brust, Brustkern	200	14	EF
Rindfleisch, Bug, Schulter	129	5,3	E
Rindfleisch, Fehlrippe	146	6,4	E
Rindfleisch, Hochrippe, Schorrippe, Rostbraten	154	8,1	E
Rindfleisch, Kamm, Hals	150	8,1	E

Lebensmittel (verzehrbarer Anteil)	Kilokalorien	Fett	Nährwert
	kcal	g	
Rindfleisch, Lende, Roastbeef	130	4,5	E
Rindfleisch, Oberschale	123	4,5	E
Rindfleisch, Schlegel, Keule	148	7,1	E
Rindfleisch, Schwanz	184	12	EF
Rindfleisch, Spannrippe, Querrippe	161	9	EF
Rindfleischbeinscheibe	141	6	F
Rindfleischkonserve, i.D.	196	13,6	EF
Rindfleisch-Nudeltopf, *Erasco*	43	1,4	K
Rindfleischsuppe, *Maggi*, 1 Pkg.	290	4	K
Rindfleischsuppe mit Nudeln, *Knorr*, 1 Port.	81	1	K
Rindsroulade	121	4,3	E
Ringapfel	255	1,6	BK
Ringapfel, 1 St.	26	0,2	BK
Risi Bisi, *Uncle Ben's*	140	1,8	K
Risottoreis, *Uncle Ben's*	342	0,4	K
Ritter Rum, *Ritter Sport*	531	33	FK
Ritz Cracker, *Griesson*	478	22,3	FK
Roastbeef	130	4,5	E
Rochen	93	1,3	E
Roggen, ganzes Korn	296	1,7	BK
Roggenbrot	219	1	BK
Roggenbrot, 1 Scheibe, 40 g	88	0,4	BK
Roggenbrötchen, *Kamps*, 1 St.	266	1,7	K
Roggenflocken, 10 g	31	0,2	B
Roggenkeime, getr.	400	11,2	BV
Roggenkleie	176	4,3	B

R

Lebensmittel (verzehrbarer Anteil)	Kilokalorien	Fett	Nährwert
	kcal	g	
Roggenmehl, Type 1150	319	1,3	B
Roggenmehl, Type 997	312	1,1	BK
Roggenmehl, Type 997, 1 EL	32	0,2	BK
Roggenmischbrot, 1 Scheibe, 40 g	85	0,4	BK
Roggenvollkornbrot,	195	1,2	B
Roggenvollkornbrot, 1 Scheibe, 50 g	98	0,6	B
Roggen-Vollkorn-knäckebrot, *Wasa*, 1 Scheibe	40	0,2	B
Roh-Rohrzucker, Syramena, *NaturataSpielb.*, i.D.	390	*	K
Rollschinken, gekocht	125	3,7	E
Rolo, *Nestlé*, 1 St.	25	1	FK
Romadur, 20 % Fett i. Tr., 20 g	37	1,8	E
Romadur, 30 % Fett i. Tr., 20 g	45	2,8	EF
Romadur, 40 % Fett i. Tr., 20 g	55	4	EF
Romadur, 50 % Fett i.Tr., 20 g	62	5	EF
Römersalat	14	0,2	V
Römische Pflaume	292	0,9	BK
Römische Pflaume, 1 St.	44	0,1	BK
Roquefort	362	30,6	F
Rosé Amselfelder, 0,25 l	195	0	
Rosenapfel (Jambose)	32	0,3	
Rosenkohl, Rahm-, TK, *Iglo*	129	10	MV

Lebensmittel (verzehrbarer Anteil)	Kilokalorien	Fett	Nährwert
	kcal	g	
Rosenkohlröschen, Les Primeurs, TK, *Iglo*	38	0,1	BV
Rosinen	292	0,6	BK
Rosinen, klein, 12 St., 5 g	15	+	BK
Rosinenbrot, 1 Scheibe, 40 g	135	0,4	K
Rostbratwurst, *Herta*	317	29	F
Rostbratwurst, TK, *Bofrost*	289	26	F
Rösti, *Pfanni*, 1 Pkg.	404	13	FK
Rösti, TK, *McCain*	185	8,5	FK
Röstzwiebeln, *Kühne*	610	44	F
Rotbäckchen Rot, *Rabenhorst*	62	0	V
Rotbarsch	105	3,6	E
Rotbarsch, geräuchert	145	5,5	E
Rotbarschfilet, TK, *Eismann*	85	1	E
Rote Bete	41	0,1	BV
Rote Grütze, i.D.	120	1	K
Rote Grütze, *Schwartau*	120	1	K
Rote Grütze, Gartenfrucht, leicht, *Kühne*	51	0,2	K
Rote Grütze, Himbeergeschmack, *Dr. Oetker*, 1 Becher	109	0	K
Rote Grütze, leicht, *Kühne*, i.D.	59	0,2	K
Rote Meerbarbe	98	2	E
Rote Rübe	41	0,1	BV
Rote-Bete-Kugeln, *Hengstenberg*	42	0,1	MV
Rote-Bete-Saft, *Schneekoppe*	40	0	MV
Rote-Bete-Saft	36	+	MV
Rote-Bete-Salat, *Hengstenberg*	42	0,1	MV

Lebensmittel (verzehrbarer Anteil)	Kilokalorien	Fett	Nährwert
	kcal	g	
Rotessa, Rotkraut oder Rotkohl, *Hengstenberg*	46	0,1	K
Rotkappe	18	0,8	BE
Rotkohl (Rotkraut)	21	0,2	BV
Rotwein, 0,25 l	168	*	
Rotweincreme, *Dr. Oetker*, 1 Port.	223	9,9	FK
Rotweinessig, *Hengstenberg*	19	*	
Rougette Landkäse, 60 % Fett i. Tr., *Champignon*	337	32	F
Rübensirup, Rübenkraut	270	0,1	K
Rübensirup, Rübenkraut, 1 EL	54	+	K
Rübstiele	11	0,1	
Ruchbrot	224	1,2	BK
Ruchmehl, Weizenmehl Type 1100	327	1,7	BK
Rüebli	25	0,2	MV
Rührei, 1 St.	120	9	F
Rührei mit Tomate, 1 Port.	189	14,6	
Rum, braun, 54 %, 2 cl	62	0	
Rum, Stroh-, 80 %, 2 cl	134	0	
Rum, Verschnitt, 38 %, 2 cl	62	0	
Rum, weiß, 54 %, 2 cl	62	0	
Rum mit Cola, (0,2 l Cola + 2 cl Rum)	168	0	K
Rumaroma, *Dr. Oetker*, 1 Fläschchen	10	0	
Rumkugel	403	10,4	FK
Rumkugel, 1 St., 10 g	40	1	FK
Rumrosinen, *Schwartau*	248	0,8	K
Russisch Brot, *Griesson*	389	1	K
Russischer Borschtsch, 0,25 l	100	3,4	
Russischer Zupfkuchen, BM, *Dr. Oetker*, 1 St.	379	23	FK
Sachertorte, TK, *Coppenrath & Wiese*	366	15,4	FK
Saftbären, *Haribo*	338	0	K
Saftschinken, *Höhenrainer*	118	4	E
Sagomehl	341	0,1	BK
Sagomehl, 1 EL	68	+	BK
Sahne, 10 % Fett	123	10,5	F
Sahne, 10 % Fett, 1 EL	12	1,1	F
Sahne, 30 % Fett	309	31,7	F
Sahne, 30 % Fett, 1 EL	31	3,2	F
Sahne, 30 % Fett, 1 TL	15	1,6	F
Sahne, geschlagen, 1 Port., 25 g	77	7,9	F
Sahne, geschlagen, 1 EL	31	3,2	F
Sahne, Sprühfertig, *Natreen*, 1 Port.	49	3,8	F
Sahnekaramelle, 1 St.	39	0,5	K
Sahne-Marzipan-Torte, *Coppenrath & Wiese*	355	17,5	FK
Sahnemeerrettich, 1 EL	61	5,5	F
Sahnepudding, *Ehrmann*, i.d.	158	9	FK
Sahnepudding, Vanille, *Landliebe*, 150 g	151	8,6	FK

Lebensmittel (verzehrbarer Anteil)	Kilokalorien	Fett	Nährwert
	kcal	g	
Sahnepulver, 10 g	58	4,2	F
Sahnequark, 40 % Fett i. Tr.	160	11,4	EF
Sahnesoße für Lachs, *Thomy*	182	18,9	F
Sahnesteif, *Dr. Oetker*, 8 g	29	0	K
Sahne-Windbeutel, Vanille, TK, *Coppenrath & Wiese*	247	16,1	FK
Salami, *Du darfst*	263	19	EF
Salami, *Höhenrainer*	215	15	F
Salami, deutsche, i.D.	371	33	F
Salami, Edel-, *Herta*	340	27	EF
Salami, Premium, *Weight Watchers*	241	16,5	EF
Salatcreme, Diät, *Becel*	407	40	F
Salatcreme Joghurt, *Thomy*	292	27,1	F
Salat-Croûtons, Sonnenblumenkerne, *Knorr*, 1 Pkg.	137	10	FK
Salatfix, American leicht, *Kühne*, 1 EL	21	1	FK
Salatfix Joghurt, *Kühne*	213	19	FK
Salatkräuter, TK, *Iglo*	+	+	V
Salatkrönung für klare Kräutersauce, 7 Kräuter, *Knorr*, 1 Pkg.	296	30	F
Salat-Mayonnaise, *Thomy*	521	54,1	F
Salat-Mayonnaise, 50 % Fett, *Livio-Knorr*	491	51	F
Salatsauce Balsamico, *Develey*	57	3	
Salatsauce French Dressing, *Mövenpick*, 1 EL	90	10	F

Lebensmittel (verzehrbarer Anteil)	Kilokalorien	Fett	Nährwert
	kcal	g	
Salatsauce im Becher, 1,5 % Fett, *Develey*, i.D.	47	0,5	K
Salatsauce Italian Dressing, *Mövenpick*, 1 EL	95	10	F
Salatsauce Joghurt, *Develey*	180	15,2	F
Salatsauce Salatfix mit Gartenkräuter, Joghurt leicht, *Kühne*	141	10,5	F
Salatsauce Thousand Island, *Develey*, 1 EL	44	0,5	K
Salatsauce Vinaigrette, *Develey*	270	24,9	F
Salm	202	13,6	EF
Salmiakpastillen, *Katjes*	338	2	K
Salmiakpastillen, *Konsul*, 50 g	290	+	K
Salsa, Texicana, *Maggi*	101	0,3	
Salsa ai 4 Formaggi, gekühlt, *Buitoni*	305	28	F
Salsa Carbonara, *Hilcona*	129	9	FK
Salsa Formaggio Rosso, *Hilcona*	115	8	F
Salsa Pesto Genovese, *Hilcona*	465	45	F
Salsa Sauce Gourmet, *Kühne*	86	1	K
Saltletts Sticks Classic, *Lorenz*	389	6	FK
Salz	0	0	M
Salzbrezel, kandierte Lakritzen, *Haribo*	337	0	K
Salzbrezeln, *Lorenz*	420	10	K

Lebensmittel (verzehrbarer Anteil)	Kilo-kalorien	Fett	Nährwert	Lebensmittel (verzehrbarer Anteil)	Kilo-kalorien	Fett	Nährwert
	kcal	g			kcal	g	
Salzgurke	30	0,2		Sauce Béarnaise, *Thomy*	214	21,3	F
Salzhering	218	15,4	EF	Sauce Béchamel, *Thomy*	195	19,5	F
Salzmandel, *Ültje*, 10 St.	124	10,8	F	Sauce Hollandaise, *Thomy*	219	23,6	F
Salzstangen, 5 St.	26	+	K	Sauce Tartare, *Kraft*, 1 EL	70	7	F
Sambal Oelek, *Kattus*	41	1,3	K	Sauerampfer	25	0,4	V
San-Daniele-Schinken	264	20	F	Sauerbraten, TK, *Bofrost*	128	3,5	E
Sanddornbeere	89	7,1	BV	Sauerkirsche	53	0,5	V
Sanddornkonzentrat, 10 g	40	3		Sauerkirsche, Dose	83	0,2	K
Sandwichcreme, *Thomy*	673	64,2	F	Sauerkirschkonfitüre, 1 TL	25	+	K
Sandwicheis Erdbeer-Vanille-Schoko, *Natreen*, 1 Port.	87	2,5	K	Sauerkirschkonfitüre mit Fruchtzucker, *Lihn*, 1 TL	17	0	K
Sanella, 75 % Fett	675	75	F	Sauerkirschsaft, leichter Genuss, *Granini*	25	0	K
Sangria, 0,2 l	200	0		Sauerkirschsirup, *Vitaborn*, 1 EL	58	0	K
Sangrita, alkoholfrei, 5 cl	12	0,5		Sauerkirschsüßmost, 0,2 l	120	0	
Sanoghurt mit Früchten, 1,5 % Fett, Bio, *Heirler*, 150 g, i.D.	132	1,8	EK	Sauerkraut, abgetropft	17	0,3	BV
Sanoghurt pur, 1,5 % Fett, Bio, *Heirler*	86	2,3	E	Sauerkraut Mildessa, Bio, *Hengstenberg*	17	1,5	BV
Sapodille (Breiapfel)	86	0,9	B	Sauerkrautsaft, Bio *Rabenhorst*	12	0	V
Sapote	94	0,5	V	Sauermilch, 3,5 % Fett, 0,25 l	160	8,8	EF
Sapote, 1 St., 85 g	80	0,4	V	Sauerrahm, 10 % Fett, 1 EL	29	2,5	F
Sardelle	101	2,3	E	Sauerrahm, extra, 18 % Fett, 1 EL	47	4,5	F
Sardellenfilet in Öl, abgetropft, 1 St.	11	0,2	E	Saure Pommes, *Haribo*	345	0	K
Sardellenpaste, 1 TL	20	1,1	E				
Sardine, frisch	118	4,5	E				
Satsuma	46	0,3	V				
Satsuma, 1 St., 40 g	18	0,1	V				
Sauce al Gusto Bolognese, *Knorr*, 1/4 l	281	11	K				
Sauce al Gusto Kräuter-Knoblauch, *Knorr*, 1/4 l	141	2	K				

S

Lebensmittel (verzehrbarer Anteil)	Kilo-kalorien	Fett	Nährwert
	kcal	g	
Scampi	87	1,4	E
Scampi, 1 St., geschält, 10 g	9	0,1	E
Schabefleisch, Kalb	123	3	E
Schabefleisch, Rind	112	3	E
Schaffleisch	222	17,2	EF
Schaffleisch, mager	139	6,8	E
Schaffleisch, s.a. Lamm			
Schafkäse, 45 % Fett i. Tr.	235	18,8	EF
Schafkäse, Kaschkaval	346	36	F
Schafkäse, Pecorino, 36 % Fett i. Tr.	368	30	F
Schafkäse, Ricotta, 30 % Fett i. Tr.	174	15	F
Schafmilch, 6 % Fett, 0,25 l	243	15,8	F
Schalotte	28	0,3	
Schaschlik-Ketchup, *Kraft*, 1 EL	14	0,1	K
Schaschliksauce Gourmet, *Kühne*	102	1	K
Schattenmorellen	53	0,5	KV
Schattenmorellen, Glas, *Natreen*	34	1	K
Schaumkuss, Mini, *Dickmann's*, 1 St., i.D.	35	1,4	K
Schaumkuss, Super, *Dickmann's*, 1 St.	99	2,5	K
Schaumwein, Asti Spumante	82	0	
Schaumwein, Blanc Fussy, brut	69	0	
Schaumzucker, *Haribo*, i.D.	350	0	K
Scheibletten Velveta Toast, *Kraft*	245	16,5	EF

Lebensmittel (verzehrbarer Anteil)	Kilo-kalorien	Fett	Nährwert
	kcal	g	
Scheibletten Velveta Toast leicht, *Kraft*	205	10,5	E
Schellfisch	77	0,6	E
Schellfisch, geräuchert	93	0,5	E
Schichtkäse, 10 % Fett i. Tr.	80	2	E
Schichtkäse, 20 % Fett i. Tr.	109	5	EF
Schichtkäse, Sahne-, 50 % Fett i. Tr.	175	14,5	F
Schill	83	0,7	E
Schillerlocke	302	24,1	EF
Schimmelpilzkäse, 50 % Fett i. Tr., i.D.	345	27,9	EF
Schinken, fett, geräuchert	152	7,7	EF
Schinken, gekocht	125	3,7	E
Schinken, Truthahn-, gekocht	126	5	EF
Schinkenaufschnitt, *Du darfst*	200	15	F
Schinken-Lauch-Salat, *Du darfst*	136	7,8	
Schinkennudeln, Wirtshaus, *Maggi, 1 Port.*	303	2,3	K
Schinkenplockwurst	396	31,9	F
Schinkenrotwurst, Thüringer	230	18	F
Schinken-Sahnesoße, *Thomy*	95	7,4	F
Schinkenspeck (geräucherter Schinken)	152	7,7	EF
Schinkenspicker, deftig, *Rügenwalder Mühle*	167	11	EF
Schinkenspicker, klassisch, *Rügenwalder Mühle*	204	16	EF

Lebensmittel (verzehrbarer Anteil)	Kilo-kalorien kcal	Fett g	Nährwert
Schinkenwurst, *Höhenrainer*	158	10	EF
Schinkenwurst, Delikatess-, *Weight Watchers*	156	9,5	E
Schinken-Zwiebel-mettwurst, *Zimbo*	275	23	F
Schlagobers, 1 Port., 25 g	77	7,9	F
Schlagobers, 1 EL	31	3	F
Schlagobers, gesüßt, 1 TL	28	2,1	FK
Schlagrahm, 30 % Fett, *Weihenstephan*	293	30	F
Schlagsahne, 1 Port., 25 g	77	7,9	F
Schlagsahne, 1 EL	31	3	F
Schlagsahne, gesüßt, 1 TL	28	2,1	FK
Schleie	77	0,7	E
Schlemmerfilet à la Bordelaise, TK, *Iglo*	160	9,3	EF
Schlemmerfilet Champignon, TK, *Iglo*	220	16	EF
Schlemmerpfanne Toskana, TK, *Iglo*, 1 Pkg.	300	19,8	EF
Schlosserbuben, 1 Port.	400	14	K
Schlüterli, 1 St.	95	1	K
Schlüterbrot	188	1	B
Schlüterbrot, 1 Scheibe, 40 g	75	0,4	B
Schmalz, Schwein, Gans, i.D.	897	99,6	F
Schmalz, Schwein, Gans, 1 EL, i.D.	179	20	F
Schmalzfleisch, Dose	374	35	F
Schmalzgebäck, 1 St.	200	15	FK

Lebensmittel (verzehrbarer Anteil)	Kilo-kalorien kcal	Fett g	Nährwert
Schmand, 20 % Fett, *Tuffi*	208	20	F
Schmand, 22 % Fett, *Zott*	225	22	F
Schmelzflocken, *Kölln*, 1 EL	36	0,8	BK
Schmelzkäse, 20 % Fett i. Tr., 1 Ecke, 62,5 g	118	6,3	EF
Schmelzkäse, 45 % Fett i. Tr., 1 Ecke, 62,5 g	169	14,8	EF
Schmelzkäse, Toast, 20 % Fett i. Tr., 20 g	41	2,2	E
Schmelzkäse Kräuter, 50 % Fett i. Tr., *Milkana*, 20 g	68	6	F
Schmelzkäse Sahne, 50 % Fett i. Tr., *Hoch-land*, 1 Ecke, 25 g	77	6,5	
Schmelzkäse Salami, *Du darfst*	187	11	E
Schmelzkäsescheiben Schmelzli, *Du darfst*	191	11	EF
Schnaps, s. einzelne Sorten			
Schnee-Rebhuhn	222	9	E
Schnitte Art Cordon Bleu, *Höhenrainer*	234	14	EF
Schnitte Lugano, *Höhenrainer*	243	15	EF
Schnitte Wiener Art, *Höhenrainer*	179	7	EF
Schnittlauch, gehackt, 1 EL	1	+	V
Schnitzel Cordon-Bleu-Art, *Herta*	300	13	FK

Lebensmittel (verzehrbarer Anteil)	Kilo-kalorien	Fett	Nährwert	Lebensmittel (verzehrbarer Anteil)	Kilo-kalorien	Fett	Nährwert
	kcal	g			kcal	g	
Schnitzel-Sahne-soße, *Thomy*	252	26,3	F	Schokolade Ganze Mandel, *Ritter Sport*	538	36	FK
Schnitzelstäbchen mit Paprika und Mais, *grano Vita*	249	12,2		Schokolade mit Joghurt, Milka, *Kraft*	565	36	FK
Schokodekorblätter, zartbitter, *Schwartau*	592	43,4	FK	Schokolade Trauben-Nuss, Mini, *Ritter Sport*	505	29	FK
Schokodrink, Instant, *Natreen*, 1 Tasse	43	1,1	K	Schokolade Trüffel Amaretto, *Ritter Sport*	527	31	FK
Schoko-Fingers, *Sionon*, 1 St.	93	6	FK	Schokolade Vollmilch, *Ritter Sport*	527	31	FK
Schoko-Keks, Zart-bitter, *Sionon*, 1 St.	70	4	FK	Schokolade Weiße Crisp, *Nestlé*	537	29	FK
Schokolade, 1 Tafel, 100 g, i.D.	560	32	FK	Schokoladen-Dessert Galetta, *Dr. Oetker*, 1 Port.	152	2,7	K
Schokolade, 1 St., 6 g, i.D.	34	2	FK	Schokoladenpudding, *Dr. Oetker*, 1 Port.	146	2,2	K
Schokolade, Alpen-milch, Milka, *Kraft*	530	29,5	FK	Schokoladenpudding mit Vanillesoße, Puddis, *Campina*	110	2,9	K
Schokolade, Hasel-nuss, Milka, *Kraft*	540	32,5	FK	Schokoladen-Sahne-Torte, TK, *Coppenrath & Wiese*	298	18,5	FK
Schokolade, Milch-creme, Milka, *Kraft*	570	37,5	FK	Schoko-Lebkuchen, *Griesson*	411	11	FK
Schokolade, Nuss, Bio, *Fairena*	588	44,2	FK	Schokolinsen, Piasten	442	14	FK
Schokolade, Sahne-creme, Milka, *Kraft*	605	44,5	FK	Schoko-Mandel-Kuchen, BM, 1 St.	168	11	FK
Schokolade, Trauben-Nuss, Milka, *Kraft*	490	25,5	FK	Schokomüsli, *Kölln*	389	10,6	FK
Schokolade, Vollmilch	531	30	FK	Schoko-Split, *Eismann*	249	13	FK
Schokolade, Zarterb, Milka, *Kraft*	540	36	FK	Schokostreusel, *Schwartau*	426	15,6	FK
Schokolade Cocos, *Ritter Sport*	576	40	FK	Schoko-Toffees, *Storck*	470	20,7	FK
Schokolade Dunkle Voll-Nuss, *Ritter Sport*	553	40	FK	Scholle	86	1,9	E
				Scholle, Pazifische, Naturfilets, TK, *Iglo*	91	1,2	E
Schokolade Eierlikör Trüffel, *Ritter Sport*	527	30	FK	Schollenfilet, TK, *Eismann*	86	2	E

Lebensmittel (verzehrbarer Anteil)	Kilo-kalorien kcal	Fett g	Nährwert
Schorle, weiß oder rot, 0,25 l	93	0	
Schupfnudeln, schwäbisch, TK, *Bofrost*	151	1,3	K
Schüttelbrot, *grano Vita*	355	2	B
Schwäbische Käsespätzle, Wirtshaus, *Maggi*, 1 Port.	256	6,9	FK
Schwämme (Pilze), getr., 10 g, i.D.	11	0,3	BE
Schwammerl, i.D.	18	0,5	BE
Schwartenmagen, i.D.	254	21,9	F
Schwarzbrot, Rheinisches, 1 Scheibe, 40 g	95	1	B
Schwarzbrot mit Teff, *3 Pauly*	223	5,2	BK
Schwarze-Johannisbeer-Fruchtaufstrich, Diät, *Schneekoppe*	161	0,1	K
Schwarzer Tee	0	0	M
Schwarzgeräuchertes, i.D.	396	27	F
Schwarzkümmelöl, *Vitaquell*	819	91	F
Schwarzwälder Kirsch, *Langnese*	124	5,1	FK
Schwarzwälder Kirschtorte, 1 St.	590	38	FK
Schwarzwälder Kirschtorte, TK, *Coppenrath & Wiese*	254	12,1	FK
Schwarz-Weiß-Gebäck, Frischteig, gebacken, *Nestlé*	449	21,8	FK
Schwarzwurzel	16	0,4	MV
Schwarzwurzel in Sahnesauce, TK, *Bofrost*	89	3,6	

Lebensmittel (verzehrbarer Anteil)	Kilo-kalorien kcal	Fett g	Nährwert
Schwedenhappen, 1 Port., 75 g	152	10	F
Schwedenmilch, *Heirler*, 500 g	305	17,5	EF
Schwein, süß-sauer, TK, *Bofrost*	140	4	EK
Schweinebacke	539	55,5	F
Schweinebauch	261	21,1	F
Schweinebraten, *Du darfst*, 1 Port.	239	7	E
Schweinebraten, Thüringer, TK, *Bofrost*	71	3	EF
Schweinebratensoße, *Maggi*, 1 Port. = 60 ml	24	1,4	EF
Schweinefilet	104	2	E
Schweinefleisch, Bug, Schulter	217	16,5	EF
Schweinefleisch, Flomen (Bauchfett)	854	94,4	F
Schweinefleisch, Hals, Kamm	191	13,8	EF
Schweinefleisch, Schlegel, Keule	274	22,9	F
Schweinegeschnetzeltes, *Du darfst*, 1 Port.	308	10	E
Schweinegeschnetzeltes Waidmanns Art, TK, *Bofrost*	95	3	E
Schweinehaxe, hintere (Eisbein)	186	12,2	EF
Schweinehaxe, vordere	178	10,8	EF
Schweineherz	91	2,6	E
Schweinehirn	123	9	EF
Schweinehüfte	103	1,5	E
Schweinekopf	299	26,2	F
Schweinekotelett	150	5,2	EF
Schweineleber	124	4,9	E

S

Lebensmittel (verzehrbarer Anteil)	Kilo-kalorien	Fett	Nährwert
	kcal	g	
Schweinelunge	114	6,7	E
Schweineniere	96	3,8	E
Schweinenuss	102	1,5	E
Schweineoberschale	106	1,9	E
Schweinerücken	133	5,2	EF
Schweineschmalz, 1 EL	180	19,9	F
Schweineschnitzel	106	1,9	EF
Schweineschnitzel, *Herta*	200	12	EF
Schweinezunge	194	14,8	EF
Schweinswürstchen, 1 Paar, 70 g	207	19,8	F
Schwertfisch	117	4,4	E
Schweser	99	3,4	E
Scorpa Weizen, *Wasa*, 1 Scheibe	56	0,9	K
Scotch Whisky, 40 %, 4 cl	99	*	
Scottish Ginger Preserve, *Schwartau*	265	0	K
Scottish Strawberry-Grapefruit-Preserve, *Schwartau*	265	1	K
Seeaal, geräuchert	167	7	EF
Seehecht	91	2,5	E
Seelachs, geräuchert	98	0,8	E
Seelachs, Naturfilets, TK, *Iglo*	90	0,9	E
Seelachs (Köhler)	81	0,9	E
Seelachs in Öl, abgetropft	150	8	EF
Seelachsfilet, TK, *Bofrost*	80	0,3	E
Seeteufel	66	0,7	E
Seewolf	81	2	E
Seezunge	83	1,4	E
Sekt, halbtrocken	80	*	

Lebensmittel (verzehrbarer Anteil)	Kilo-kalorien	Fett	Nährwert
	kcal	g	
Sekt, süß	85	*	
Sekt, Trocken	75	*	
Selchkarré	315	28	F
Selchspeck	621	65	F
Sellerie, Dose	16	0,3	
Sellerie, Knollen-	18	0,3	BM
Sellerie, Stauden-	15	0,2	B
Selleriesalat, *Hengstenberg*	25	0,2	B
Selleriesalat, *Natreen*	16	0	B
Selleriesalat, Feinschnitt, *Kühne*	47	0,3	B
Selleriescheiben, Bautzner Spreetaler, *Develey*	11	0,1	
Semmel, 1 St., 30 g	82	0,6	K
Semmelbrösel	358	2,1	K
Semmelbrösel, 1 EL	54	0,3	K
Semmeli, 1 St., 60 g	164	1,1	K
Semmelknödel im Kochbeutel, *Maggi*	340	1,4	K
Semmelknödel im Kochbeutel, *Pfanni*, 2 St.	264	7	K
Semmelmehl, 1 EL	54	0,3	K
Senf, Delikatess-, *Thomy*	96	7,8	
Senf, scharf, *Thomy*	172	14,4	
Senf, süß, *Thomy*	163	6,5	
Senf, Weißwurst-, *Thomy*, 1 TL	16	0,7	
Senf Exquisit Rotisseur, *Hengstenberg*	156	11,1	F
Senf Grill & Steak, *Thomy*	150	6,8	
Senffrüchte	263	0	
Senffrüchte, 1 EL	29	0	
Senfgurken	14	0,2	

Lebensmittel (verzehrbarer Anteil)	Kilo-kalorien	Fett	Nährwert
	kcal	g	
Sesam-Knabber-Krokant, *Flügge*, 50 g	261	15	FK
Sesam-Knäckebrot, *Wasa*, 1 Scheibe	53	1,4	K
Sesam-Mix mit Honig, *grano Vita*	576	25	FK
Sesamöl	819	91	F
Sesamöl, 1 EL	82	9,1	F
Sesamsamen, 1 EL	57	5	F
Shanghai Pfanne süß-sauer, TK, *Frosta*	106	3,2	K
Shanghai-Soße, *Develey*	139	3,1	K
Sharonfrucht	72	0,3	V
Sherry cream, 5 cl	70	0	
Sherry dry, 5 cl	59	0	
Sherry medium, 5 cl	60	0	
Sherryessig Exquisit-essig, *Kühne*	22	0,1	
Shiitake-Pilz, frisch	42	0,2	B
Shrimps, ausgelöst	87	1,4	E
Side Car, 8 cl	161	+	
Silberzwiebel, eingelegt, 1 St.	2	0	
Simonsbrot	188	1	B
Simonsbrot, 1 Scheibe, 40 g	75	0,4	B
Sionon Siocross Zwieback, Diät, 1 St.	37	0,6	K
Sionon Siolines Knusperschokos	518	30	FK
Sionon Sioquick Diät-Cappuccino, 1 Tasse	39	1,1	K
Sionon Sioquick Trinkschokolade, 1 Tasse	106	3,6	K
Sionon Siosnack Müsliriegel, 1 St.	94	2,3	FK

Lebensmittel (verzehrbarer Anteil)	Kilo-kalorien	Fett	Nährwert
	kcal	g	
Sirup Belfrut, *Zentis*, i.D.	254	1	K
Slibovitz, 38 %, 2 cl	60	0	
Smacks, *Kellogg's*, 1 Port. (30 g + 125 ml fettarme Milch)	171	3	K
Smacks Choco Tresor, *Kellogg's*, 1 Port. (30 g + 125 ml fettarme Milch)	191	7	FK
Smarties, *Nestlé*	455	17	FK
Smarties, *Nestlé*, 1 St.	5	0,2	FK
Smarties Fun Stick, *Schöller*, 1 St.	121	5	FK
Smarties Klapper-Klaus, klein, *Nestlé*, 1 St.	533	30	FK
Smarties Mini, 1 Schachtel	66	3	FK
Smarties Pop up Eiscreme, Mövenpick, *Nestlé*	89	4	FK
Snack Natur, Exquisa, *Karwendel*	318	14	FK
Snickers, *Masterfoods*, 1 St.	304	16,4	FK
Snickers Eiscreme	183	12	FK
Sodawasser	0	0	
Soft Cake, *Griesson*, i.D.	379	10	FK
Softeis, 1 Port., 50 g	58	1,5	FK
Soja Cuisine, *Alpro Soja*	170	17	F
Soja fettarm, *Hensel*	327	7,5	BE
Sojabohnen, roh	339	18,3	BE
Sojabohnensprossen	50	1	MV
Sojabohnensprossen, Dose	41	1	
Sojabrot, 1 Scheibe, 40 g	144	9,3	BE

S

Lebensmittel (verzehrbarer Anteil)	Kilokalorien	Fett	Nährwert	Lebensmittel (verzehrbarer Anteil)	Kilokalorien	Fett	Nährwert
	kcal	g			kcal	g	
Sojacrème, neutral, *Nuxo*	51	2	E	Sojakost für Gerichte nach Hackfleischart, *Hensel*	285	1	BE
Sojadessert, Schoko, *Alpro Soja*	88	2,3	EK	Sojamehl, entfettet, 1 EL	39	0,2	E
Sojadessert, Schoko od. Vanille, Bio, *Vitaquell*, i.D.	85	1,8	K	Sojamehl, vollfett, 1 EL	72	4,1	EF
Sojadessert, Vanille, *Alpro Soja*	80	1,8	EK	Sojamilch, 0,2 l	104	3,7	E
				Sojaöl, *Vitaquell*	819	91	F
Sojadrink, ohne Zucker und Salz, *Vitaquell*	35	2,2	E	Sojaöl, *Vitaquell*, 1 EL	82	9,1	F
				Sojapfanne, TK, *Frosta*, 200 g	180	2	E
Sojadrink Kalzium, *Alpro Soja*	47	1,9	E	Sojapflanzenfleisch, Trocken	249	2,2	BE
Sojadrink Kalzium, gekühlt, light, *Alpro Soja*	30	1,2	E	Sojasauce, 1 EL	16	0,8	E
				Sojasprossen	50	1	MV
Sojadrink Klassik, *Schneekoppe*	42	1,7	K	Soja-Teigwaren, roh, Bio, *Hensel*, i.D.	348	4	BK
Sojadrink ohne Zucker- und Salzzusatz, *Alpro Soja*	36	2,2	E	Sojawurst, i.D.	313	27,3	EF
				Solero Exotic, *Langnese*, 1 St.	104	2,9	K
Sojadrink Vanille, *Alpro Soja*	62	1,8	EK	Sommerquark, Magerstufe , *Elite*	116	5	EF
Sojadrink Waldbeere, *Schneekoppe*	59	1,7	K	Sonne & Olive, *Thomy*	900	100	F
Sojaflakes, *Hensel*	356	12,4	BE	Sonnenblumenbrot, *Bösen*, 1 Scheibe, 40 g	103	1	B
Sojafleisch, Trocken, i.D.	249	2,2	BE	Sonnenblumenkerne, 1 EL	87	7,4	FV
Sojaflocken, 1 EL	47	2	EF	Sonnenblumenmargarine, *SB*	720	80	F
Sojaflocken, Zart, *Hensel*	397	21	BE	Sonnenblumenöl	898	99,8	F
				Sonnenblumenöl, 1 EL	90	10	F
Soja-Frikassee, *Eden*, 300 g	303	15	F	Soße zu Schweinebraten, *Maggi*, 1 Port. = 60 ml	24	1,38	FK
Sojagulasch, vegetabiles, *Tartex*, 1 Port., 200 g	252	13,4	E	Soße zum Braten, *Maggi*, 1 Port. = 60 ml	48	3,4	FK
Soja-Gulasch, *grano Vita*, 1 Port.	180	10	EF	Soßenbinder für helle Soßen, *Maggi*, 1/4 l	83	2	K

Lebensmittel (verzehrbarer Anteil)	Kilokalorien	Fett	Nährwert
	kcal	g	
Soßenpulver, Vanille, *Dr. Oetker*, 1 Port.	45	1,6	K
Soßenpulver ohne Kochen, *Dr. Oetker*, 50 g, i.D.	51	1,6	K
Spaghetti, roh	362	1,2	K
Spaghetti, Weizenkeim, *Halfinger*	370	2	BK
Spaghetti Bolognese mit extra viel Gemüse, *Weight Watchers*, 1 Port.	329	1,8	KV
Spaghetti mit Spinat und Artischocken, *Natur Korn*	348	0,4	K
Spaghettieis-Becher, *Eismann*	193	9	FK
Spaghettini mit Tomatensauce, *Minuto*, *Birkel*	108	4	K
Spargel	18	0,2	MV
Spargelabschnitte, *Libbys*, *Nestlé*	4	0,1	MV
Spargelcremesuppe, *Erasco*	42	3	F
Spargelcremesuppe, *Knorr*, 1 Port.	109	6	FK
Spargelcremesuppe, *Maggi*, 1 Pkg.	280	8	FK
Spargelcremesuppe, konz., *Knorr-Unox*, 1 Port.	83	3	FK
Spargelköpfe, Libbys, *Nestlé*	8	0,1	MV
Spätzli, *Hilcona*	174	1,8	K
Special K, *Kellogg's*, 1 Port. (30 g + 125 ml fettarme Milch)	171	2,5	K
Speck, durchwachsen	621	65	F

Lebensmittel (verzehrbarer Anteil)	Kilokalorien	Fett	Nährwert
	kcal	g	
Speisequark, mager, *Tuffi*	74	0,2	E
Speisestärke, 1 TL	17	+	K
Speisestärke, Weizenstärke	347	0,1	K
Spekulatius, Mini, Schoko, *Bahlsen*	485	22	FK
Spekulatius aus Mürbeteig, 1 St.	49	2,6	FK
Spiegelei, 1 St.	119	10,1	F
Spinat	15	0,3	BV
Spinat, jung, Minis, TK, *Iglo*	18	0,3	BV
Spinat, Rahm-, TK, *Iglo*	63	3,4	V
Spinat-Nudel-Suppe, Instant, *Du darfst*, 1 Port.	136	5	K
Spitzkohl	23	0,3	BV
Sprite, 0,2 l	84	0	K
Spritzgebäck, 1 St., 10 g	53	3,3	FK
Spritzgebäck, *Sionon*, 1 St.	38	1,9	FK
Sprotte	216	16,6	EF
Sprotte, geräuchert	243	18,4	EF
Squash	26	0,2	MV
Stachelbeeren	37	0,2	BV
Stadtwurst im Ring, *Höhenrainer*	199	15	F
Stangenkäse, Doppelrahmstufe	377	34,7	F
Starkbier, 0,5 l	300	0	
Stärkemehl	347	0,1	K
Stärkemehl, 1 TL	17	+	K
Staubzucker	400	0	K
Staubzucker, 1 EL	60	0	K
Staubzucker, 1 TL	20	0	K
Staudensellerie	15	0,2	BV

S

Lebensmittel (verzehrbarer Anteil)	Kilokalorien	Fett	Nährwert
	kcal	g	
Steakhouse-Pfanne, TK, *Frosta*	116	5,6	FK
Steaklets, TK, *Iglo*	250	18	F
Steaksoße Gourmet, *Kühne*	111	1	K
Steckrübe	34	0,2	BV
Steinbeißer	81	2	E
Steinbeißer, geräuchert	124	3,6	E
Steinbutt	82	1,7	E
Steinmetzbrot	211	0,8	B
Steinmetzbrot, 1 Scheibe, 40 g	85	0,3	B
Steinpilz	27	0,4	BE
Steinpilz, getr., 10 g	16	0,3	B
Steinpilz-Hefebrühe, in 100 ml, *Vitam*	6	0,3	
Stelze, Schweinshaxe	186	12,2	EF
Sternchensuppe, *Knorr*, 1 Port.	95	1	K
Sticksi Sandwich-Gurken, *Hengstenberg*	44	0,2	
Stielmus	24	0,3	V
Stockfisch	339	2,5	E
Streichfein pur und Kräuter, *Heirler*, Bio	268	29,5	F
Streuselteig, *Dr. Oetker*	465	22	FK
Streusüße, *Canderel*, 1 TL	2	0	
Streuwürze, 1/2 TL	3	0	
Strudel, Milch, Puddis, *Campina*	121	3,6	K
Strudel, Sahne, Puddis, *Campina*	125	5,3	FK
Studentenfutter extra fruchtig, *Ültje*, 25 g	114	8,3	FK
Studentenfutter extra nussig, *Ültje*, 25 g	118	9,4	FK

Lebensmittel (verzehrbarer Anteil)	Kilokalorien	Fett	Nährwert
	kcal	g	
Studentenfutter Special, *Lorenz*	507	29	FK
Suchard Express, Instantkakao, *Kraft*	365	3	K
Südwein, 5 cl, i.D.	70	0	
Südwein, s. a. einzelne Sorten			
Sukkade, *Schwartau*	292	0,8	K
Sultaninen	266	*	BK
Sultaninen, 1 EL	27	*	BK
Sülzwurst	171	8,3	E
Suppe, gebunden (Beutel), 1 Port.	70	3	F
Suppe, gebunden (Dose), 1 Port.	70	3	F
Suppe, kalo-arm, 1 Port.	40	0	
Suppe, s. a. einzelne Sorten			
Suppengemüse, TK, *Iglo*	28	0,5	B
Suppengemüse mit Gemüse-brühe, *Iglo*	123	10,3	F
Suppengrün, frisch	24	0,3	V
Suppenterrine, *Maggi*, i.D.	47	0,6	K
Suppenwürze, *Cenovis*, 1 EL	9	0	
Surspeck	315	28	F
Süsette (Cyclamat)	0	0	
Süße flüssig, *Natreen*, 8 Tropfen	0	0	
Süße Tabletten, *Natreen*, 1 St.	+	0	
Süße zum Streuen, *Natreen*, 1 TL	2	0	
Süßkraft fest, *Schneekoppe*	37	0	

Lebensmittel (verzehrbarer Anteil)	Kilo-kalorien kcal	Fett g	Nährwert
Süßkraft flüssig, *Schneekoppe*	1	0	
Süßmost, 0,2 l, i.D.	160	0	
Swiss Chocolate Dreams, *Nestlé*, 1 Praline	67	5	FK
Tabasco, 1 TL	0	0	
Taccos, *Chio*	521	25	FK
Tacitos Tortilla-Chips, *Lorenz*	25	25	FK
Taco-Dip, *Kühne*	101	0,8	K
Tafeltrauben	68	0,3	M
Tafelwasser	0	0	
Tagliatelle, *Hilcona*	294	1,5	K
Tagliatelle Frumento duro, *Buitoni*, 125 g	345	2	K
Tagliatelle Salmone, TK, *Frosta*	111	5,1	
Talg, Hammel-	747	81,3	F
Talg, Rinder-	896	99,5	F
Tamarillo	56	0,8	V
Tamarillo, 1 St., 80 g	45	0,6	V
Tamarinde, 25 g	60	0,1	BK
Tangerine	45	0,2	V
Tangerine, 1 St., 50 g	23	0,1	V
Tapiokastärke, 1 EL	52	+	K
Taro, Wasserbrotwurzel	100	0,2	B
Tatar, Rindfleisch	112	3	E
Taube	169	9,5	EF
Tee	0	0	M
Teegrog, 0,2 l	133	0	K
Teelikör, 35 %, 2 cl	57	0,1	
Teepunsch, 0,2 l	133	0	K
Teewurst, *Du darfst*	307	27	EF
Teewurst, fein, *Rügenwalder Mühle*	430	42	F
Teewurst, grob, *Rügenwalder Mühle*	361	33	F

Lebensmittel (verzehrbarer Anteil)	Kilo-kalorien kcal	Fett g	Nährwert
Teewurst, grob mit grünem Pfeffer, *Du darfst*	334	30	EF
Teigwaren, Eier-, gekocht (= 30 g roh)	108	0,8	K
Teigwaren, Eier-, roh	360	2,8	K
Teigwaren, eifrei, gekocht (= 30 g roh)	109	0,4	K
Teigwaren, eifrei, roh	362	1,2	K
Teigwaren, glutenfrei, *Schär*	353	2,5	K
Tequila, 38 %, 2 cl	38	0	
Thai-Suppe, feurige, *Kattus*	34	1,6	K
Thunfisch, frisch	226	15,5	EF
Thunfisch, naturell, Dose, *Abba*	110	1	E
Thunfisch in Öl	283	20,9	EF
Thunfischpastete, *Abba*, 10 g	50	4,9	F
Thunfischsalat mit Eiern, Zwiebeln und Paprika, *Nadler*	299	27	EF
Thunfischsteaks in Knoblauchöl, TK, *Bofrost*	209	14,1	EF
Thüringer Blutwurst	425	36	EF
Thymian, 1 EL	5	0,1	
Tiamo, *Sprengel*, 1 St.	59	4	F
Tic Tac, *Ferrero*, 1 St.	2	0	
Tiefseehummer	81	1,9	E
Tiger Saucen, Erdbeer, Schoko, i.D.	250	1,5	
Tilsiter, 30 % Fett i. Tr., 20 g	54	3,4	EF
Tilsiter, 45 % Fett i. Tr., 20 g	72	5,5	EF

Lebensmittel (verzehrbarer Anteil)	Kilo-kalorien	Fett	Nährwert
	kcal	g	
Tilsiter-Scheiben, 30 % Fett i. Tr., *Du darfst*	273	17	E
Tintenfisch	73	0,9	E
Tiramisu, *Zott*, 1 Becher	314	18,1	FK
Toastbrot, *3 Pauly*	217	3	K
Toblerone	525	29,5	FK
Toblerone Mini, 1 St.	66	3,7	FK
Toffifee, *Storck*	535	31	FK
Tofu	85	4,8	E
Tofuaufstrich Curry-Ananas, Bio, *Zwergenwiese*	107	4,5	
Tofuaufstrich Möhre-Gurke, Bio, *Zwergenwiese*	150	11,9	F
Tofu-Bratwurst, *Vitaquell*	329	30,8	EF
Tofusalat, Schweden, *Vitaquell*, i.D.	247	22	EF
Tokaji Aszu, 3buttig, 5 cl	62	0	
Tokaji Aszu, 4buttig, 5 cl	85	0	
Tokayer, 5 cl	76	0	
Tom Collins, (5 cl Gin), 0,2 l	193	+	K
Tomate	17	0,2	V
Tomate, 1 St., 50 g	9	0,1	V
Tomate, Dose	19	0,2	V
Tomaten, passiert, Passato, *Oro di Parma*	28	0,1	V
Tomaten stückig, *Oro di Parma*	19	0,2	
Tomatencremesuppe, *Maggi*, 1 Pkg.	292	4	K

Lebensmittel (verzehrbarer Anteil)	Kilo-kalorien	Fett	Nährwert
	kcal	g	
Tomatencremesuppe mit Knuspercroûtons, Instant, *Du darfst*, 1 Port.	122	4,2	K
Tomatenketchup, *Develey*	118	0,1	K
Tomatenketchup, *Kraft*	109	0,4	K
Tomatenketchup, 1 EL, i.D.	26	+	K
Tomatenmark, *Oro di Parma*, i.D.	73	0,4	K
Tomatenmark, 1 EL	10	0,1	K
Tomatenmark, Mildessa, *Hengstenberg*	98	1	K
Tomatenmark Tomadoro, *Thomy*	123	0,3	K
Tomaten-Nudel-Suppe, Instant, *Du darfst*, 1 Port.	127	1	K
Tomatenpaprika, *Hengstenberg*	27	0,2	
Tomaten-Reis-Topf, Mailänder, *Erasco*	59	2,2	K
Tomatensaft	17	0,1	V
Tomatensauce, Kinder-, Bio, *Zwergenwiese*	124	4,8	
Tomatensauce für Spaghetti Napoli, *Knorr*, 1/4 l	136	1	K
Tomatensauce Napoli, Bio, *Zwergenwiese*	83	3,9	
Tomatensauce Vegetarische Bolognese, Bio, *Zwergenwiese*	76	0,8	
Tomatensoße, gebunden, 1/4 l	154	6	F

Lebensmittel (verzehrbarer Anteil)	Kilo-kalorien kcal	Fett g	Nährwert
Tomaten-Spread, Bio, *Vitam*, 10 g	18	1	
Tomatensuppe, Classic, *Erasco*	42	0,9	KV
Tomatensuppe mit Reis, Meisterklasse, *Maggi*, 1 Port.	93	0,9	K
Tomatensuppe Toscana, *Knorr*, 1 Port.	91	2	K
Tomato al Gusto Basilikum, *Knorr*, 1 Glas	118	2	K
Tonic Water, *Schweppes*, 0,2 l	143	0	K
Tonic Water, light, *Schweppes*, 0,2 l	4	0	
Top Energy, Dextrosegetränk, *Dextro Energy*, 0,2 l	184	1	K
Topfen, 20 % Fett i. Tr.	109	5,1	E
Topfen, 20 % Fett i. Tr., 1 EL	27	1,3	E
Topfen, 40 % Fett i. Tr.	160	11,4	EF
Topfen, 40 % Fett i. Tr., 1 EL	40	2,9	EF
Topfen, mager	72	0,3	E
Topfen, mager, 1 EL	18	0,1	E
Topinambur	30	0,4	B
Toppas, *Kellogg's*, 1 Port. (40 g + 125 ml fettarme Milch), i.D.	199	4	K
Torfbeere	35	0,7	V
Tortelett, 25 g	130	7	FK
Torteletts, *3 Pauly*	494	22	FK
Tortellini in Sahnesoße, TK, *Bofrost*	237	11,2	FK
Tortelloni Carne, *Hilcona*, 125 g	250	5,4	EK
Tortelloni Formaggio, *Hilcona*, 125 g	254	4,9	K
Tortelloni Pomodoro e Basilico, *Hilcona*, 125 g	213	2,5	K
Tortelloni Ricotta e Spinaci, gefüllt, *Buitoni*	388	10	K
Tortelloni Ricotta-Spinaci, *Hilcona*, 125 g	236	3,8	K
Tortelloni verdi Formaggio, gefüllt, *Buitoni*	314	10	K
Tortencreme, Erdbeer-Sahne, *Dr. Oetker*	389	0,2	K
Tortenguss, *Dr. Oetker*, i.D.	300	0,2	K
Tortenpfirsiche in Schnitten, Libbys Obstkonserven, *Nestlé*	69	0,1	K
Tortilla Chips, *Kattus*	498	22	FK
Tourist, Schokolade	531	32	FK
Tragant, 10 g	3	0	
Trappistenkäse, 45 % Fett i. Tr.	342	26,8	EF
Traubenkernöl, Bio, *Vitaquell*	819	91	F
Traubensaft, frisch gepresst, 0,2 l	140	0,5	KV
Traubensaft, rot und weiß, 0,2 l	136	+	KV
Traubenzucker, 1 EL	40	0	K
Traubenzucker, 1 Täfelchen, 5 g	20	0	K
Trinkbranntwein, 39 %, 2 cl	42	*	

Lebensmittel (verzehrbarer Anteil)	Kilo-kalorien	Fett	Nährwert	Lebensmittel (verzehrbarer Anteil)	Kilo-kalorien	Fett	Nährwert
	kcal	g			kcal	g	
Trinkgenuss Orange, *Granini*	43	0,5	KV	Truthahn-Knacker, *Höhenrainer*	199	15	F
Trinkgenuss Tropischer Multivitamin, *Granini*	46	0,2	KV	Truthahn-Krakauer, i.D.	166	10	F
Trinkmilch, 3,5 % Fett, 0,25 l	160	8,8	EF	Truthahn-Landleberwurst, *Höhenrainer*	260	22	EF
Trockenbeerenauslese, i.D.	98	0		Truthahnleberkäse, gebacken, *Höhenrainer*	189	15	EF
Trockeneigelb, 10 g	67	5,9	F	Truthahn-Leberpastete, *Höhenrainer*	240	20	EF
Trockeneiweiß, 10 g	34	+	E	Truthahnmortadella, *Wiesenhof*	236	20	F
Trockenhefe, 7 g	16	0,3		Truthahn-Pfeffersalami, *Wiesenhof*	276	20	EF
Trockenkartoffel	321	0,5	BK	Truthahn-Schinken-Pastete, *Höhenrainer*	240	20	F
Trockenobst, i.D.	255	1	BK	Truthahn-Wacholderschinken in Aspik, *Höhenrainer*	78	2	E
Trockenpflaume, entsteint	222	0,6	BK				
Trockenpflaume, entsteint, 1 St.	18	0,1	BK	Truthahnwiener, *Wiesenhof*	262	22	EF
Trockenvollei, 10 g	57	4,2	EF	Tuc Crackers, *Griesson*, i.D.	496	23	FK
Tropische Früchte-Konfitüre Extra, *Du darfst*	143	0,1	K	Tuc Crackers Vollkorn, *Griesson*	482	22	BK
Trüffel	70	0,5	B	Türkischer Honig	385	17	FK
Trüffelleberwurst	321	28,6	F	Türkischer Honig mit Nuss	445	20	FK
Trüffelpraline, 1 St.	70	4,2	FK	Twix, *Masterfoods*, 1 St.	285	14	FK
Truthahn	157	8,5	E				
Truthahn, s.a. Pute				Tzatziki-Soße Schlemmersaucen, *Knorr*	188	16,8	F
Truthahn-Bierschinken, *Wiesenhof*	158	10	EF	Überguss, Schokolade	560	34,5	FK
Truthahn-Bratwurst, *Wiesenhof*	199	15	F	Underberg, 44 %, 2 cl	49	0	
Truthahnbrust, geräuchert, *Herta*	102	2	E	Universal, Würzmittel, *Knorr*	133	5	
Truthahnfleisch in Aspik, *Gutfried*, i.D.	102	3	E				
Truthahn-Fleischwurst, *Wiesenhof*	236	20	EF				

Lebensmittel (verzehrbarer Anteil)	Kilo-kalorien	Fett	Nährwert
	kcal	g	
Valgrande Mozzarella, *Zott*, 1 Kugel (= 125 g)	247	19	EF
Vanilleflammeri, 1 Port.	186	6,3	FK
Vanillekipferl, Diät, *Schneekoppe*	525	30	K
Vanillekipferlteig, gebacken, *Nestlé*	450	24,2	FK
Vanille-Kirschtraum, *Natreen*, 1 Becher	69	2,2	K
Vanillepudding mit Schokosoße, *Puddis*	101	2,2	K
Vanillequark, *Weight Watchers*	74	0,1	E
Vanilletraum, *Ehrmann*	141	5	FK
Vanillinzucker, Bourbon, *Dr. Oetker*, 1 TL	19	0,3	K
Vegetabile Brotaufstriche, 25 g, i.D.	55	4,5	F
Vegetarische Aufstrichpastete, *Tartex*, 25 g, i.D.	77	7,5	F
Vegetarische Brotaufstriche Balance, *Tartex*, i.D.	87	3,7	
Vegetarische Leberwurst, *grano Vita*	184	12,2	F
Vegetarische Pasteten, Bio, *Vitaquell*, i.D.	237	18	F
Vegetarische Streichwurst mit Preiselbeeren, *grano Vita*	203	15	F
Vegetarisches Schmalztöpfle, *Tartex*, 10 g, i.D.	83	9,1	F
Veilchen-Pastillen, Lakritz, *Haribo*	325	0	K
Velamint ohne Zucker, 1 St.	9	0	
Veltliner, grüner, 0,25 l	154	0	
Verlorene Eier, 1 Port. (2 St.)	185	13,4	EF
Vesper-Happen, i.D.	296	26,4	F
Viennetta Eiscreme, *Langnese*, i.D.	253	17	FK
Vierkorn-Fertigmehl, *Steinmetz*	340	2	BK
Vitaborn C	54	0	V
Vitacult	540	60	F
Vitadam mit Schnittlauch, 20 % Fett i. Tr., *Milram*	223	11	E
Vitagen, Pflanzenfett, Bio, *Vitaquell*	900	100	F
Vitagen, Pflanzenfett, Bio, *Vitaquell*, 1 EL	135	15	F
Vitalis Flakes, *Dr. Oetker*, 1 Port. (40 g + 60 ml Vollmilch)	202	6,5	K
Vitalis Früchte-Müsli, *Dr. Oetker*, 1 Port. (40 g + 60 ml Vollmilch)	158	2,7	BK
Vitalis Schoko-Müsli, *Dr. Oetker*, 1 Port. (40 g + 60 ml Vollmilch)	189	6	FK
Vitamin-Flakes, *Schneekoppe*	360	0,7	KV
Vitaquell Extra Vital Margarine	533	60	F

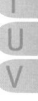

Lebensmittel (verzehrbarer Anteil)	Kilokalorien kcal	Fett g	Nährwert
Vitaquell Pflanzliches Schmalz mit Zwiebeln und Äpfeln, 1 EL	122	12	F
Vitasur Drink, Apfel, *Kühne*	50	0,1	
Vitasur original Apfelessig, *Kühne*	55	+	
Vitazell, *Vitaquell*	720	80	F
Vitazell leicht, *Vitaquell*	360	40	F
Vivil ohne Zucker, 1 St.	6	0	
Vogelbeere (Ebereschenfrucht)	85	*	MV
Vollkornbrot	241	1	B
Vollkornbrot, 1 Scheibe, 40 g	96	0,4	B
Vollkornbrötchen, 1 St., i.D.	111	0,8	BK
Vollkorn-Dinkel-Brödli, *Natur Korn*	363	7	BK
Vollkorn-Dinkel-Keks, *3 Pauly*	492	28	FK
Vollkornkeks	440	20	BK
Vollkorn-Knäckebrot, Delikatess-, Bio, *Naturata*	314	1,7	BK
Vollkornknäckebrot Müsli, *Wasa*, 1 Scheibe	50	0,7	B
Vollkornmürbekeks, 1 St.	20	1	F
Vollkornmüslikeks, *Bahlsen*	452	21	BK
Vollkornnudeln, ohne Ei, *3 Glocken*	333	2,5	BK
Vollkornreis	347	2,2	BK
Vollkorn-Schokokeks Hobbits, *Bahlsen*	485	25	BK

Lebensmittel (verzehrbarer Anteil)	Kilokalorien kcal	Fett g	Nährwert
Vollkornschrotbrot, Roggen-	195	1,2	B
Vollkornwaffeln, 1 St.	33	2	FK
Vollkornzwieback, 1 St.	36	0,8	BK
Vollmilch, 3,5 % Fett, 0,25 l	160	8,8	EF
Vollmilch-Joghurt, 3,5 % Fett	61	3,5	EF
Vollmilchpulver, 1 EL	58	3,1	EF
Vollmilch-Schokolade Eier/Kugeln, *Zentis*	520	31	FK
Vollrahm, 35 % Fett	346	36	F
Vollrahm, 35 % Fett, 1 EL	35	3,6	F
Voll-Sojamehl, *Hensel*	397	21	EF
Vorzugsmilch, 3,8 % Fett, 0,25 l	168	9,5	EF
Wacholderschinken, heiß, geräuchert, *Höhenrainer*	174	10	F
Wacholderschnaps, 32 %, 2 cl	42	0	
Wachsbohnen	32	0,2	BV
Wachsbrechbohnen, *Bonduelle*	26	0,4	B
Wachtel	110	2,3	E
Wachtelbohnen, 60 g	200	1	E
Wackelpudding, Himbeer, *Müller*	73	0	K
Wackelpudding, Waldmeister, *Müller*	64	0	K
Waffeletten Vollmilch oder Edelherb, *Bahlsen*	530	31	FK
Waffeltüte, *Langnese*, 1 St.	59	0,8	K

Lebensmittel (verzehrbarer Anteil)	Kilo-kalorien	Fett	Nährwert
	kcal	g	
Waldbeerentraum, *Voelkel*	49	0,2	V
Waldfrüchte, Fruchtaufstrich, *Du darfst*	144	0,2	K
Waldhonig	306	0	K
Waldhonig, 1 TL	31	0	K
Walfleisch	124	3,4	E
Waller	163	11,3	EF
Walliser Raclettekäse, 52 % Fett i. Tr.	401	27	F
Walliser Roggenbrot	207	1,1	B
Walnuss	666	62	FV
Walnuss, 5 St., 20 g	133	12,4	FV
Walnuss, kandiert	471	21,9	FK
Walnussessig, *Hengstenberg*	19	0	
Walnussöl, *Vitaquell*	819	91	F
Walnussöl, 1 EL	90	10	F
Wasa Crisp, 1 Scheibe	31	0,2	BK
Wasser	0	0	
Wasserkastanie	64	0,3	BK
Wassermelone	37	0,2	M
Wegerich, roh	25	0,4	
Weggli, 1 St., 30 g	82	0,6	K
Weichkäse grüner Pfeffer, 31,5 % Fett i.Tr., *Du darfst*	197	12	EF
Weichselkonfitüre, 1 TL	25	+	K
Weichselkonfitüre, kalo-arm, 1 TL	12	+	K
Weichseln	53	0,5	MV
Weichseln, Dose	83	0,2	K
Weinbeeren, getr.	292	0,6	BK
Weinbergschnecke	64	0,4	E
Weinbrand, 38 %, 2 cl	48	*	
Weinbrandbohne, 1 St.	58	0,9	K

Lebensmittel (verzehrbarer Anteil)	Kilo-kalorien	Fett	Nährwert
	kcal	g	
Weinbrandkirsche, 1 St.	60	1,1	K
Weinbrand-Trüffel-Schokolade, Diät, *Schneekoppe*	527	33	FK
Weincreme, *Dr. Oetker*, 1 Port.	202	9,4	FK
Weinessig, 1 EL	4	0	
Weingummi, 5 St.	69	0	K
Weinkraut fixfertig, *Specht*	40	2,5	V
Weinkraut Mildessa, *Hengstenberg*	17	0,1	BV
Weinkraut mit Speck, *Hengstenberg*	40	2,2	BV
Weinschorle, rot oder weiß, 0,25 l	93	0	
Weintrauben	68	0,3	K
Weißbier, 0,5 l	215	0	
Weißbrot	236	1,2	K
Weißbrot, 1 Scheibe, 30 g	236	1,2	K
Weißbrötchen, 1 St., 30 g	82	0,6	K
Weiße Bohnen, *Bonduelle*	89	0,6	B
Weiße Rübe	26	0,2	V
Weißkraut	25	0,2	BV
Weißkrautsalat mit Speck und Zwiebeln	93	7,7	B
Weißschimmelkäse, *Castello bianco*	404	39	F
Weißwein, deutsch, 0,25 l, i.D.	233	0	
Weißwein, deutsch, halbtrocken, 0,25 l, i.D.	183	0	

Lebensmittel (verzehrbarer Anteil)	Kilokalorien	Fett	Nährwert
	kcal	g	
Weißwein, deutsch, trocken, 0,25 l, i.D.	150	0	
Weißweinessig, *Hengstenberg*	20	0	
Weißwurst, 1 St., 60 g	172	16,2	F
Weißwurst, Münchner Art, TK, *Bofrost*	273	25	F
Weizen, ganzes Korn	306	1,8	BK
Weizenbier, 0,5 l	215	0	
Weizenbier, alkoholfrei, 0,5 l	130	0	
Weizenbrötchen Unsere Goldstücke, TK, *Coppenrath & Wiese*, 1 St.	133	1,1	BK
Weizendiät, *Dr. Ritter*, 40 g	151	3	B
Weizenflocken	31	2	BK
Weizenflocken, 1 EL	31	0,2	BK
Weizengrieß	328	1	BK
Weizenin, Weizenpuder	351	0	K
Weizenin, Weizenpuder, 1 EL	53	0	K
Weizenkeimbrot, *Lieken*	213	1	B
Weizenkeimbrot, *Lieken*, 1 Scheibe, 40 g	85	0,4	B
Weizenkeime	320	9,2	BV
Weizenkeime, 1 EL	32	0,9	BV
Weizenkeimöl, *NaturataSpielb.*	900	100	F
Weizenkeimöl, *Vitaquell*, 1 EL	82	9	F
Weizenkleie, *Huxol*	180	5	B
Weizenkleie, *Schneekoppe*	180	5	B

Lebensmittel (verzehrbarer Anteil)	Kilokalorien	Fett	Nährwert
	kcal	g	
Weizenkleie-Tabletten, *Dr. Kousa*, 1 St.	9	0,3	B
Weizenmehl, *Schnitzer*	363	1	K
Weizenmehl, Type 1050, Bio, *NaturataSpielb.*	329	1,8	BK
Weizenmehl, Type 405	335	1	K
Weizenmehl, Type 550, Bio, *NaturataSpielb.*	332	1	K
Weizenmischbrot, 1 Scheibe, 40 g	90	0,4	BK
Weizenschrot	302	2	BK
Weizenschrotbrot	204	1	BK
Weizenschrotbrot, 1 Scheibe, 50 g	102	0,5	BK
Weizenspeisekleie	178	4,7	B
Weizenspeisekleie, 1 EL	18	0,5	B
Weizenstärke	347	0,1	K
Weizenstärke, 1 TL	17	+	K
Weizenvollkornbrot	204	1	BK
Weizenvollkornbrot, 1 Scheibe, 50 g	102	0,5	BK
Wels	163	11,3	EF
Wermut, süß, 5 cl	78	0	
Wermut, trocken, 5 cl	63	0	
Werther´s Original, 1 St.	23	0	K
Werther´s Original, Minis, zuckerfrei	289	8,8	K
Westfälische Jagdwurst, *Herta*	291	27	F
Whiskey, Bourbon, 40 %, 4 cl	115	0	

Lebensmittel (verzehrbarer Anteil)	Kilo-kalorien kcal	Fett g	Nährwert
Whiskey, Malt, 43 %, 4 cl	120	0	
Whiskey, Scotch, 40 %, 4 cl	100	0	
Whisky Sour, 8 cl	174	+	
White Lady, 9 cl	172	+	
Wiener Hörnchen, Hefeteig, 1 St.	150	4,4	K
Wiener Melange, *Nestlé*, 1 Tasse	72	2	K
Wiener Würstchen, 1 Paar, 70 g	207	19,8	F
Wildente	227	17,2	EF
Wildfond, *Lacroix*	4	0	
Wildgans	342	31	F
Wildgeflügel, i.D.	130	4	EF
Wildlachs Naturfilets, TK, *Iglo*	115	3,8	E
Wildpastete, i.D.	255	17,1	EF
Wildschwein	162	9,3	E
Windbeutel, mini, TK, *Eismann*	348	32	FK
Wirsing, Rahm-, Minis, TK, *Iglo*	76	3,9	
Wirsing (Wirz)	25	0,4	BV
Wirsingroulade, *Du darfst*, 1 Port.	238	10	EK
Wodka, 40 %, 2 cl	43	0	
Wok-Mix, TK, *Frosta*	28	0,3	
Wolfsbarsch	112	3,5	E
Wölkchen Schoko-Haselnuss, *Dr. Oetker*, 1 Becher	178	8,4	FK
Wölkchen Vanille, *Dr. Oetker*, 1 Becher	164	7,8	FK
Wölkchen Vanille, Diät, *Dr. Oetker*, 1 Becher	135	7,8	FK

Lebensmittel (verzehrbarer Anteil)	Kilo-kalorien kcal	Fett g	Nährwert
Wollmispel	40	0,2	V
Wollwurst	272	25	F
Worcestershiresauce	88	0,3	K
Worcestershiresauce, 1 Würzdosis	2	+	K
Wraps American, TK, *Wagner*, i.D.	224	11	FK
Wraps Buffalo, *Maggi*, 1 Pkg.	506	4,6	FK
Würfelzucker	400	0	K
Würfelzucker, 1 St., 5 g	20	0	K
Wurst, Würstchen, s.a. einzelne Sorten			
Wurstbrät	285	27	F
Würstchen, Dose, i.D.	306	28,3	F
Würstchen, saftig, *Du darfst*	191	15	EF
Würstchen Dörffler Stramme Jungs, *Herta*, 1 St.	178	16	F
Würstchen Große Dörffler, *Herta*, 1 St.	204	19	F
Würstchen Kleine Dörffler, *Herta*, 1 St.	118	11	F
Wurzelwerk, frisch	24	0,3	MV
Würz-Hefeextrakt, *Vitam*, 10 g	22	0,1	
Würz-Ketchup, *Kraft*, 1 EL	15	0,1	K
Würzsauce Magic Asia, *Maggi*	119	0	K
Würzsauce Texicana Salsa, *Maggi*	97	0,2	K
Würzspinat Minis, *Iglo*	84	6,2	F
Xylit, 10 g	24	0	

Lebensmittel (verzehrbarer Anteil)	Kilo-kalorien kcal	Fett g	Nährwert
Yakult light, 1 Fläschchen	27	0,1	
Yakult Original, 1 Fläschchen	48	0,1	K
Yamsknolle	99	0,1	B
Yamsmehl	339	1,7	BK
Yamswurzel	101	0,1	B
Yes, *Nestlé*, 1 St., i.D.	175	10	FK
Yes petits four, *Nestlé*, 1 St., i.D.	90	5	F
Yessini, *Nestlé*, 1 St., i.D.	78	4	F
Yoco Snack, 1 St.	106	5	F
Yo-fruit, Sahne, *Frischli*, 1 Becher	184	9,8	FK
Yofu, natur, Bio, *Alpro Soja*	58	2,7	E
Yofu, Pfirsich, *Alpro Soja*	79	2,2	EK
Yogurette, *Ferrero*, 1 St.	70	4,4	FK
Yogurt alla Frutta, *Ehrmann*	110	2,8	F
Yogurt alla Frutta Stracciatella, *Ehrmann*	124	4,8	F
Zander	83	0,7	E
Zatziki-Quark, *Milram*	131	9,8	F
Zellernuss	647	61	FV
Zentino's Frühstückscreme, *Zentis*	568	35,1	FK
Zibärtli, 42 %, 2 cl	42	0	
Ziegenfleisch, i.D.	149	7,9	EF
Ziegenkäse, Schnittkäse, 48 % Fett i. Tr., 20 g	66	5,4	EF

Lebensmittel (verzehrbarer Anteil)	Kilo-kalorien kcal	Fett g	Nährwert
Ziegenkäse, Weichkäse, 45 % Fett i. Tr.	280	21,8	
Ziegenmilch	69	3,9	EF
Zigeuner-Salat	50	0	K
Zigeunersauce Gourmet, *Kühne*	90	1	K
Zimtsterne, *Bahlsen*	481	24	FK
Zimtsternteig, *Nestlé*	435	21,8	FK
Zitronat	292	0,4	K
Zitrone, 1 St., 80 g	29	0,5	V
Zitronenessig, 1 EL	4	0	
Zitronengelee Scottish Lemon Shred, *Schwartau*	253	1	K
Zitronenkuchen, BM, *Dr. Oetker*, 1 St.	205	9,3	FK
Zitronenkuchen, Sioback, verzehrfertig, *Sionon*	331	19	FK
Zitronensaft, 1 EL	4	+	V
Zitronensaft, 1 TL	2	+	V
Zitronen-Sahne-Rolle, TK, *Coppenrath & Wiese*	241	12	FK
Zitronenschale, gerieben, Finesse, *Dr. Oetker*, 10 g	25	0,3	K
Zitronensorbet, *Eismann*	131	1	K
Zitronensorbet, *Schöller*, 1 Port.	92	0	K
Zott Sahne-Joghurt, mild, Frucht, *Zott*, i.D.	137	7,7	F
Zott Starfrucht light, *Zott*	56	1,1	K

Lebensmittel (verzehrbarer Anteil)	Kilo-kalorien kcal	Fett g	Nährwert
Zottarella, *Zott*	247	19	EF
Zottarella leicht, *Zott*	157	8,5	E
Zottarella Minis Classic, *Zott*, 1 Becher	371	28,5	EF
Zucchini	19	0,4	MV
Zucchinischeiben, *Specht*	32	0,2	
Zucker	400	0	K
Zucker, 1 EL	60	0	K
Zucker, 1 TL	20	0	K
Zucker, s.a. einzelne Sorten			
Zuckeraustausch-stoff	400	0	K
Zuckerdekor, *Schwartau*, i.D.	384	5,9	K
Zuckergurken, Konserve	80	0,1	
Zuckerguss, Classic, *Schwartau*	349	0	K
Zuckerl, 1 St.	20	0	K
Zuckermais	86	1,2	B
Zuckermelone	54	0,1	MV
Zuckerrübensirup, *Heirler*, 1 EL	55	+	K
Zuckerschoten-Mix, TK, *Frosta*	33	0,3	B
Zuckerstreusel, Bunt, *Schwartau*	437	7,8	K
Zuckerwatte, 10 g	6	0	K
Zukrinet	0	0	
Zunge, geräuchert, Aufschnitt	385	28	F
Zupfkuchen, russischer, BM, *Dr. Oetker*, 1 St.	504	29,9	FK

Lebensmittel (verzehrbarer Anteil)	Kilo-kalorien kcal	Fett g	Nährwert
Zwetschge	49	0,2	V
Zwetschgenknödel, TK, *Iglo*	207	5,1	K
Zwetschgenmus, 1 TL	24	+	K
Zwetschgenwasser, 40 %, 2 cl	48	0	
Zwieback, *Brandt*	394	6	K
Zwieback, *Brandt*, 1 St.	36	0,5	K
Zwieback, Diät, *Brandt*	415	7	K
Zwieback, Vollkorn, *Brandt*	362	3,1	BK
Zwieback, Vollkorn, *Brandt*, 1 St.	30	0,3	BK
Zwieback, Weizenschrot-, 1 St.	36	0,8	BK
Zwiebel, getr.	198	0,9	B
Zwiebel, roh	28	0,3	M
Zwiebelfleisch, TK, *Frosta*	130	6,7	
Zwiebelhackbraten, *Du darfst*, 1 Port.	331	11	E
Zwiebelkuchen, Hefeteig vom Blech, 1 St.	210	10	FK
Zwiebelschmelz, Bio, *Zwergenwiese*	829	86,3	F
Zwiebelsoße, Delikatess, *Maggi*, 1/4 l	103	4,7	
Zwiebelsuppe, *Knorr*, 1 Port.	72	3	FK
Zwiebelsuppe Feinschmecker Art, Meisterklasse, *Maggi*, 1 Port.	44	1,1	FK
Zwiebelwurst	266	23,3	F

Essen außer Haus

In diesem Tabellenteil finden Sie Kalorien- und Fettangaben zu selbst gekochten Gerichten sowie zu fertig zubereiteten Speisen, süßen und herzhaften Snacks sowie Getränken, die Sie in Gaststätten, Bäckereien und Fast-Food-Restaurants erhalten.

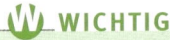 **WICHTIG**

Wenn nicht anders angegeben, beziehen sich die Werte jeweils auf eine Portion, wie sie in üblichen Kochbüchern berechnet wird.

Mithilfe dieser Tabelle können Sie in etwa kalkulieren, wie viele Kalorien und wie viel Fett Sie essen, wenn Sie dies nicht über die einzelnen Zutaten eines Gerichtes präzise ausrechnen können. Dieser Tabellenteil dient nur als Orientierungshilfe. Jeder kocht anders, sodass hier nur Durchschnittswerte angegeben werden können. Gleiches gilt für die Portionsgröße, auch diese unterscheidet sich natürlich von Koch zu Koch.

Die Nährwertangaben von Fertiggerichten für die Zubereitung zu Hause finden Sie im vorderen Tabellenteil ab Seite 22.

BITTE BEACHTEN SIE

Auf den folgenden Seiten stehen nur Zirca-Angaben der Kalorien- und Fettwerte. In der Kantine, im Restaurant oder bei Freunden generell lieber weniger essen, wenn Sie abnehmen möchten!

Werte ohne zusätzlichen Hinweis beziehen sich auf 100 Gramm verzehrbaren Anteil

A
B

Lebensmittel (verzehrbarer Anteil)	Kilo-kalorien kcal	Fett g	Nährwert
Amaretti-Quark-Creme, 1 Port.	480	30	FK
Amerikaner, *Kamps*, 1 St.	325	3,4	FK
Antipasti, 1 Port.	650	48	
Apfel-Birnen-Tarte, 1 St.	180	9	FK
Apfelkuchen, gedeckt, 1 St.	258	8,6	FK
Apfelstrudel, Strudelteig, 1 St.	361	15,6	FK
Apfeltasche, *McDonald's*, 1 St.	210	11	FK
Arme Ritter mit Zimtzucker, 1 Port.	645	29,9	FK
Auberginen, mariniert, 1 Port.	153	15,1	F
Auberginenpaste mit Tomaten, 1 Port.	130	10	F
Austernpilzcremesuppe, 1 Port.	120	9	F
Austernpilze, gegrillt, 1 Port.	207	20,3	F
Avocadohälfte, mit Krabben gefüllt, 1 Port.	190	14	F
Backfisch-Baguette, *Nordsee*, 1 St.	444	18	FK
Bacon & Egg McMuffin, *McDonald's*, 1 Port.	315	15	FK
Bagel Country, *Burger King*, 1 St.	472	22	FK
Bagel Ham & Cheese, *Burger King*, 1 St.	432	19	FK
Bagel Sweet Nutella, *Burger King*, 1 St.	505	25	FK

Lebensmittel (verzehrbarer Anteil)	Kilo-kalorien kcal	Fett g	Nährwert
Baguettebrötchen mit Gouda, 1 St.	333	18,4	FK
Baguettebrötchen mit Salami, 1 St.	369	22	FK
Baisertörtchen mit Erdbeeren, 1 Port.	290	12	FK
Baked Potato, mit 2 EL saurer Sahne, 1 St., 200 g	195	5,2	FK
Bami Goreng, 1 Port.	620	18	F
Bandnudeln mit Gorgonzolasauce, 1 Port.	788	45,4	FK
Barbecue-Sauce, *McDonald's*, 1 Port., 25 ml	40	0	K
Basmatireis, Beilage, 1 Port.	215	0,3	K
Bauernfrühstück, 1 Port.	792	58	K
Bauernomelette, 1 Port.	450	23	EF
Bauernsalat, griechischer, 1 Port.	509	45	F
Baumkuchen, 1 St.	360	15	FK
Bayerische Creme, 1 Port.	352	24,2	FK
Beef-Sandwich, *Subway*, 1 Port.	310	4	EK
Bienenstich, gefüllter, 1 St.	590	41,8	FK
Big Bacon & Eggs, *McDonald's*, 1 Port.	445	23	EF
Big King, *Burger King*, 1 St.	588	38	EF
Big King XXL, *Burger King*, 1 St.	1017	65	F

Lebensmittel (verzehrbarer Anteil)	Kilokalorien kcal	Fett g	Nährwert
Big Mäc, *McDonald's*, 1 St.	495	25	FK
Big Tasty Bacon, *McDonald's*, 1 St.	903	55	EF
Biskuitroulade mit Konfitüre, 1 St.	163	3,5	K
Bismarck-Baguette, *Nordsee*, 1 St.	283	10	EK
Blätterteig-Käse-Wähe, 1 Port.	895	67	FK
Blattspinat, gedünstet, 1 Port.	120	2	MV
Blumenkohl-Broccoli-Salat, 1 Port.	260	13	BF
Bockwurst, mit Brötchen und Senf, 1 Port.	456	31,1	FK
Boeuf Stroganoff, 1 Port.	556	42	FK
Bohnen, grüne, mit Speck, 1 Port.	219	11,9	FV
Bohnen-Rindfleisch-Salat, 1 Port.	450	27	EF
Bohnen-Tomaten-Gemüse, 1 Port.	146	9	BF
Bollito misto con salsa verde, 1 Port.	1050	72,5	EF
Bouillonkartoffeln, 1 Port.	207	2,7	BK
Brathähnchen, 1/2	421	23,2	EF
Brathähnchen, mit Pommes frites, 1/2	815	42,1	EF
Brathering mit Bratkartoffeln, 1 Port.	637	40	F
Bratheringsbaguette, *Nordsee*, 1 St.	313	11	EF
Bratkartoffeln mit Butterschmalz, 1 Port.	275	15,1	FK
Bratkartoffeln mit Speck, 1 Port.	337	19,9	FK
Bratwurst (Kalb), 1 St., 150 g	244	37,5	F
Bratwurst (Schwein), 1 St., 150 g	447	43,2	F
Bremer, *Nordsee*, 1 St.	342	6	EK
Broccoli, gedünstet, mit Mandelblättchen, 1 Port.	174	14,1	FV
Brötchen mit Butter, 1/2 St.	79	4,4	FK
Brötchen mit Butter und Gouda, 45 % Fett i. Tr., 1/2 St.	147	10	FK
Brötchen mit Butter und Honig, 1/2 St.	118	4,4	FK
Brötchen mit gekochtem Schinken, 1/2 St.	79	1,4	K
Brötchen mit Lachsschinken, 1/2 St.	64	1,2	K
Brötchen mit magerer Leberwurst, 1/2 St.	105	5,5	FK
Brotsuppe, 1 Port.	290	10	
Brownie, Hot, *Burger King*, 1 St.	477	32	FK
Bruschetta, 1 Port.	309	24,4	F
Buchteln, 1 St.	235	12	FK
Bulette, gebraten, 1 Port.	345	25,7	EF
Bündner Fleisch, 1 Port., 75 g	198	8	EF
Butter, Hotelpkg., 20 g	151	16,6	F
Butterbrot, 1 Scheibe	127	4,6	FK
Buttercremetorte, Schokoladen-, 1 St.	373	22,1	FK
Butterkuchen, 1 St.	209	10	FK

B
C
D

Lebensmittel (verzehrbarer Anteil)	Kilo-kalorien	Fett	Nährwert
	kcal	g	
Butter-Schokocroissant, *Kamps*, 1 St.	351	19,7	FK
Café au lait, mit 2 St. Zucker, 1 Tasse	79	3	K
Café au lait , ohne Zucker, 1 Tasse	55	3	
Calamares-Box, *Nordsee*, 1 Port.	454	23	F
Calzone, 1 Port., 1/2 St.	1240	80,3	FK
Camembert, gebacken, mit Preiselbeeren und Toast, 1 Port.	638	38	F
Cannelloni mit Fleischfüllung, 1 Port.	693	34,2	FK
Cappuccino classico, *McDonald´s*, 0,2 l	50	4	F
Carpaccio, 1 Port.	258	18,9	EF
Carpaccio mit Parmesan und Baguette, 1 Port.	413	19,7	EF
Cevapcici, 1 Port.	478	30,3	EF
Champignonschnitzel, 1 Port.	419	25,6	EF
Champignon-Speck-Quiche, 1 St.	360	28	F
Cheeseburger, *Burger King*, 1 St.	322	16	FK
Cheeseburger, *McDonald´s*, 1 St.	300	13	FK
Chicken Gourmet, *McDonald´s*, 1 St.	455	13	EF
Chicken McNuggets, *McDonald´s*, 6 St.	250	13	F
Chickenburger, *McDonald´s*, 1 St.	360	13	FK
Chicken-Teriyaki-Sandwich, *Subway*, 1 Port.	339	4	EK

Lebensmittel (verzehrbarer Anteil)	Kilo-kalorien	Fett	Nährwert
	kcal	g	
Chicoréesalat mit Essig und Öl, 1 Port.	76	6,2	MV
Chili Cheese Nuggets, *Burger King*, 6 St.	311	20	F
Chili con carne, 1 Port.	445	21	F
Chinaröllchen, 1 Port.	224	12	F
Chinesische Suppe, 1 Port.	288	15,8	F
Chinesisches Rindfleisch, 1 Port.	390	27	EF
Ciabattabrötchen mit Salami, 1 St.	324	17,8	FK
Ciabattabrötchen mit Thunfisch, 1 St.	363	16,5	FK
Clubsandwich	935	65	FK
Cordon bleu, 1 Port.	547	26,2	EF
Country Burger, *Burger King*, 1 St.	537	28	FK
Country Potatoes, *Burger King*, 1 Port.	289	12	FK
Crêpes, 1 Port.	267	14,2	FK
Crêpes Suzette, 1 Port.	341	16	FK
Crispy Chicken, *Burger King*, 1 St.	493	30	F
Crispy Chicken Caesar Salat mit Caesar-Dressing, *McDonald´s*, 1 Port.	345	18	EF
Crostini alla napoletana, 1 Port.	378	27,9	FK
Currysuppe mit Kokos, 1 Port.	260	19	F
Currywurst mit Curryketchup und Brötchen, 1 Port.	624	45,8	FK
Dampfnudeln mit Vanillesoße, 1 Port.	770	20	FK

Lebensmittel (verzehrbarer Anteil)	Kilo-kalorien	Fett	Nährwert
	kcal	g	
Deli Style Sandwich Ham, *Subway*, 1 Port.	218	3,9	K
Delight Salat mit Balsamicodressing, *Burger King*, 1 Port.	113	2,8	
Döner Kebap, 1 Port.	620	37	FK
Donut, Schoko-, *Burger King*, 1 St.	258	12,5	FK
Donut, Vanille-, *Burger King*, 1 St.	243	13,1	FK
Doppel Cheeseburger, *Burger King*, 1 St.	492	29	FK
Doppel Whopper, *Burger King*, 1 St.	840	52	FK
Dorsch in Senfsoße, 1 Port.	74	2	E
Dressing, Balsamico, fettreduziert, *McDonald´s*, 30 ml	25	1	
Dressing Caesar, fettreduziert, *McDonald´s*, 1 Port.	45	2	
Eclair mit Cremefüllung, 1 St.	284	16,6	FK
Eichblattsalat mit Käsecroûtons, 1 Port.	150	7	BF
Eier im Glas, 2 St.	168	12	F
Eierpfannkuchen, 1 St.	210	8	FK
Eiersalat mit Kapernsauce, 1 Port.	281	19,1	F
Eierspätzle, 1 Port.	485	14	FK
Eierstich, 1 Port.	69	4,8	F
Eisbergsalat mit Essig und Öl, 1 Port.	148	15,2	MV
Eiskaffee, 200 ml	235	20	K
Elsässer Flammkuchen, 1 Port.	323	8,3	K

Lebensmittel (verzehrbarer Anteil)	Kilo-kalorien	Fett	Nährwert
	kcal	g	
Endiviensalat mit Essig und Öl, 1 Port.	120	4	MV
Entenbrustfilet mit Sauce, 1 Port.	602	47,3	EF
Entrecôtes, 1 Port.	640	52	F
Erbsengemüse, 1 Port.	176	5,8	BF
Erbsensuppe, gelbe, 1 Port.	171	14,5	BF
Erbsensuppe mit Nudeln, 1 Portion	360	18	F
Erdbeerkuchen (Mürbeteig), 1 St.	210	10	FK
Erdbeerkuchen (Rührteig), 1 St.	240	13	FK
Erdbeer-Sahne-Schnitte, 1 St.	264	20	FK
Erdbeertörtchen mit Sahnetupfen, 1 St.	376	22,1	FK
Feldsalat mit Vinaigrette und Speck, 1 Port.	133	12,9	F
Fenchel, mariniert, 1 Port.	79	1	MV
Fenchel, mit Gorgonzola gratiniert, 1 Port.	420	37,9	F
Fenchel-Apfel-Salat, 1 Port.	120	3	BV
Fenchelgemüse, 1 Port.	100	3	MV
Filet-o-Fish, *Mc Donald´s*, 1 Port.	350	16	F
Filetsteak mit Kräuterbutter, 1 Port.	432	33,9	EF
Fischauflauf, 1 Port.	740	43	EF
Fischfilet, Kabeljau, paniert, gebraten, 1 Port.	421	17,7	F

Lebensmittel (verzehrbarer Anteil)	Kilo-kalorien kcal	Fett g	Nährwert
Fischfilet, Seelachs, paniert, gebraten, 1 Port.	430	18,1	F
Fisch-Mix vom Grill, *Nordsee*, 1 Port.	292	11	E
Fischsuppe, 1 Port.	201	9	F
Fish & Chips, mit 4 St. Backfisch, *Nordsee*, 1 Port.	508	18	FK
Fish King, *Burger King*, 1 St.	451	24	
Flädlesuppe, 1 Port.	117	7,2	F
Fleischbrühe, 1 Port.	30	2	
Fleischkäse, Warm, 1 Port.	378	34,4	F
Fleischpflanzerl, 1 Port.	345	25,7	EF
Florentiner, 1 St.	120	10	FK
Forelle blau, 1 Port.	341	10,1	E
Forellen in Weißwein, 1 Port.	373	21,4	EF
Forellencremesuppe, 1 Port.	220	13	EF
Frankfurter Kranz, 1 St.	446	23,5	FK
French Toast, 1 Port.	253	7	K
Frikadelle, gebraten, 1 Port.	345	25,7	EF
Frittata ai funghi, 1 Port.	386	33,4	F
Frittatensuppe, 1 Port.	117	7,2	F
Früchtestrudel, 1 St.	120	6	FK
Fruchtsalat mit Zabaione, 1 Port.	160	6	F
Fruchttüte, *McDonald´s*, 1 Port.	45	0	V
Frühlingsrolle, 150 g	411	17	FK
Fruit & Yogurt, *McDonald´s*, 1 Port.	165	3	KV

Lebensmittel (verzehrbarer Anteil)	Kilo-kalorien kcal	Fett g	Nährwert
Fusilli mit Spinat und Sahnesauce, 1 Port.	810	45	F
Gans mit Rotkohl und Klößen, 1 Port.	1390	85	FK
Garnelen in Senf-sahne, 1 Port.	387	20,9	EF
Garnelenbaguette, *Nordsee*, 1 Port.	281	10	EF
Garnelen-Box, *Nordsee*, 1 Port.	582	32	F
Gartensalat, ohne Dressing, *McDonald´s*, 1 Port.	10	0	MV
Gazpacho, 1 Port.	175	15,8	FV
Geflügellebercreme, 1 Port.	337	29,1	F
Geflügelsalat mit Kiwis, 1 Port.	330	10	E
Gefüllte Weinblätter, 5 St.	372	24	FK
Gemüse, mariniert, 1 Port.	211	15,6	F
Gemüseeintopf mit Hackfleisch, 1 Port.	528	33,4	BF
Gemüsepizza, 1 Port.	810	41	FK
Gemüsesalat mit Crème fraîche, 1 Port.	230	19	FV
Gemüsesuppe, 1 Port.	70	4	FM
Gerstenkaffee, 1 Tasse	4	0	
Gewürzkuchen, 1 St.	176	12,9	FK
Gnocchi, überbacken, 1 Port.	472	25,5	FK
Griechischer Bauern-salat, 1 Port.	509	45	FM
Grilled Chicken Caesar Salat mit Caesardressing, *McDonald´s*, 1 Port.	230	9	E

D
E
F
G

Lebensmittel (verzehrbarer Anteil)	Kilo-kalorien kcal	Fett g	Nährwert
Grilled Chicken Salat, ohne Dressing u. Croûtons, *Subway*, 1 Port.	137	2,1	
Grillhähnchen, 1/2	260	20	EF
Grissini, 1 St.	35	1	K
Grünkernfrikadelle, 1 St.	105	4,8	B
Grünkohl, gedünstet, 1 Port.	87	6,2	BV
Guglhupf, 1 St.	360	22	FK
Gulasch, Rind-, ungarisch, 1 Port.	412	15,2	EF
Gulaschsuppe, 1 Port.	290	16,2	EF
Gurkensalat, mit Dill-Sahne-Dressing, 1 Port.	93	8,7	FV
Gurkensuppe mit Shrimps, 1 Port.	270	14	FV
Hackbraten mit Sahnesauce, 1 Port.	706	53,7	EF
Hackfleischsoße mit Makkaroni, 1 Port.	488	17	FK
Hackklößchensuppe, 1 Port.	365	12	F
Hähnchen, gegrillt, 1/2 St.	260	20	EF
Hähnchenbaguette, *Nordsee*, 1 Port.	345	12	FK
Hähnchenbrust in Senfpanade, 1 Port.	670	29	EF
Hamburger, *Burger King*, 1 St.	280	12	FK
Hamburger, *McDonald's*, 1 St.	255	9	FK
Hamburger Royal TS, *McDonald's*, 1 St.	510	29	F
Hasenragout mit Sauce, 1 Port.	558	28	EF
Hasenrückenfilets, 1 St.	110	2	E

Lebensmittel (verzehrbarer Anteil)	Kilo-kalorien kcal	Fett g	Nährwert
Hefezopf, 1 Scheibe	165	6,9	FK
Heidelbeer-Pie, 1 St.	400	20	FK
Heilbutt, gegrillt, 1 Port.	320	10	EF
Heringssalat, mit Kartoffeln, Roten Beten und Äpfeln, 1 Port.	514	36,1	F
Himbeercreme, 1 Port.	400	23	FK
Himbeeren auf Biskuit, 1 St.	160	7	FK
Himbeer-Sahnetorte, 1 St.	300	14	FK
Hirschgulasch mit Pilzen, 1 Port.	600	34	EF
Hirschsteak, mariniert, 1 Port.	105	1	E
Hirsenudeln mit Sahne-Gemüse-Sauce, 1 Port.	535	19	FK
Hirtensalat, 1 Port.	180	14	F
Hühnerfrikassee, 1 Port.	366	19	F
Hühner-Reis-Salat, 1 Port.	550	27	EF
Hummerkrabben, 1 Port.	210	10	EF
Indischer Salat mit Reis und Hühnerfleisch, 1 Port.	260	8	EF
Irish Coffee, 200 ml	314	21,8	FK
Italian BMT Sandwich, *Subway*, 15 cm, 1 Port.	479	22,9	FK
Jägerschnitzel, 1 Port.	475	17	F
Joghurttorte, 1 St.	280	16	FK
Johannisbeerstreusel, *Kamps*, 1 St.	977	35,5	FK
Kabeljau, paniert, 1 Port.	421	17,7	EF

Lebensmittel (verzehrbarer Anteil)	Kilo-kalorien kcal	Fett g	Nährwert
Kaffee mit 1 EL Kondensmilch, 1 Tasse	25	1,4	
Kaffee mit 1 EL Kondensmilch und 2 St. Zucker, 1 Tasse	77	1,4	K
Kaiserschmarrn, 1 Port.	701	26,8	FK
Kaisersemmel, 1 St.	82	0,6	K
Kalbfleisch in Weißwein, 1 Port.	365	24,7	EF
Kalbsgeschnetzeltes, 1 Port.	480	18	F
Kalbshaxe, geschmort, 1 Port.	544	30,8	EF
Kalbsleber mit Äpfeln und Zwiebeln, 1 Port.	314	11,9	EF
Kalbsrollbraten, gefüllt, 1 Port.	683	56,3	F
Kalbsschnitzel, natur, gebraten, 1 St., 150 g	254	4,7	E
Kalbsschnitzel, paniert, gebraten, 1 St., 125 g	480	21	EF
Kalbszunge mit weißer Sauce, 1 Port.	390	26	F
Kaninchenkeule, 1 Port.	480	23	EF
Karotten, glasiert, 1 Port.	77	4,4	KV
Karpfen, blau, 1 Port.	335	15,4	EF
Karpfen, gebacken, 1 Port.	600	21	EF
Kartoffelbrei, hausgemacht, 1 Port.	190	7,5	K
Kartoffelecken, Nordsee, 1 Port.	284	9	K
Kartoffelgratin, 1 Port.	341	20,5	FK
Kartoffelkroketten, hausgemacht, 1 Port.	214	10	F
Kartoffeln, gebacken, mit saurer Sahne, 1 Port.	533	16,8	KM
Kartoffelsalat mit Brühe, 1 Port.	320	14	K
Kartoffelsalat mit Mayonnaise, 1 Port.	502	36,2	FK
Kartoffelsuppe mit Wurst, 1 Port.	360	19	F
Käsebrot, (1 Scheibe Roggenmischbrot mit 10 g Butter und 1 Scheibe Gouda)	250	15,4	FK
Käsekuchen, 1 St.	450	28	FK
Käse-Makkaroni-Auflauf, 1 Port.	568	26	FK
Käsenudeln, 1 Port.	460	17	FK
Käsesahnetorte, 1 St.	299	9,3	FK
Käsespätzle, 1 Port.	681	30,7	FK
Kasseler Rippenspeer mit Sauerkraut, 1 Port.	560	24	F
King Nuggets, Burger King, 6 St.	258	17	FK
King Sundae mit Schokosauce, Burger King, 1 Port.	223	7	FK
King Wings, Burger King, 6 St.	401	27	FK
Kingshake Vanillegeschmack, Burger King	142	5	K
Kirschmichel, 1 Port.	640	15	K
Knoblauchbrot, geröstet, 1 Port.	309	24,4	FK
Königsberger Klopse mit Soße, 1 Port.	706	53,3	F
Königskuchen, 1 St.	266	14,2	FK
Kopenhagener Schnecken, 1 St.	330	17	FK

G
H
I
J
K

Lebensmittel (verzehrbarer Anteil)	Kilokalorien	Fett	Nährwert
	kcal	g	
Kopfsalat, mit Essig-Öl-Marinade, 1 Port.	149	15,2	MV
Krabbensalat, 1 Port.	240	9	EF
Kraftbrühe mit Markklößchen, 1 Port.	240	9	EF
Krautsalat mit Speckmarinade, 1 Port.	218	18,1	FV
Krautwickel, 1 Port.	380	24	F
Lachs in Tomatencreme, 1 Port.	411	28,2	EF
Lachsforelle im Salzmantel, 1 Port.	260	7	EF
Lahmacun (türkische Pizza), 1 St.	284	5,8	EK
Lammhack mit Joghurt, 1 Port.	500	32	EF
Lammkeule, 1 Port.	640	48	EF
Lammkotelett, mariniert, 1 Port.	1031	97,9	EF
Lasagne mit Hackfleisch und Pilzen, 1 Port.	819	44,8	FK
Latte macchiato, *Burger King*	31	1	
Leberkäse, warm, 1 Port.	378	34,4	F
Leberknödelsuppe, 1 Port.	227	9,7	FK
Lebkuchenherz, 1 St.	62	2	FK
Leipziger Allerlei, 1 Port.	200	3	BV
Linseneintopf mit Pilzen und Speck, 1 Port.	447	17,4	F
Linsensalat, 1 Port.	330	13	BF
Linzer Torte, 1 St.	368	24	FK
Makkaroni alla bolognese, 1 Port.	488	17	FK
Marillenknödel mit Semmelbrösel, 1 Port.	620	17	K

Lebensmittel (verzehrbarer Anteil)	Kilokalorien	Fett	Nährwert
	kcal	g	
Marmorkuchen, 1 St.	257	14,2	FK
Mascarponecreme, 1 Port.	403	35,1	F
Matjes-Baguette, *Nordsee*, 1 St.	275	9	EK
Matjessalat, 1 Port.	496	33,7	EF
McFlurry Smarties, *McDonald´s*, 1 Port.	360	14	FK
McRib, *McDonald´s*, 1 St.	480	22	FK
Meatball-Sandwich, *Subway*, 15 cm, 1 Port.	526	20,2	FK
Meeresfrüchtesalat, 1 Port.	283	18	EF
Melone mit Schinken, 1 Port.	134	3,8	EV
Milch, Schärdinger, *McDonald´s*, 1 Port.	130	5	EM
Milchkakao, 0,2 l	261	7,2	K
Milchreis mit Beeren, 1 Port.	575	10	K
Minestrone, 1 Port.	118	1	BM
Mohn-Nudeln, 1 Port.	800	40	FK
Mohn-Quarkkuchen, 1 St.	450	25	FK
Möhrengemüse, glasiertes, 1 Port.	77	4,4	KV
Mokka-Mandeltorte, 1 St.	360	25	FK
Moussaka, 1 Port.	1190	81,1	F
Mousse au chocolat, 1 Port.	243	15,3	FK
Mozzarella mit Tomaten, 1 Port.	379	34,9	EF
Mozzarella-Ciabatta, *Nordsee*, 1 Port.	330	10	K
Muffin, *McDonald´s*, 1 St., i.D.	457	26,4	FK

Lebensmittel (verzehrbarer Anteil)	Kilo- kalorien kcal	Fett g	Nährwert
Nasi Goreng, 1 Port.	470	25	F
Nockerl mit Gorgon- zola, 1 Port.	860	52	FK
Nordseekrabben- Baguette, *Nordsee*, 1 Port.	314	15	EK
Nudelauflauf mit Fleischsauce, 1 Port.	632	26,6	FK
Nudeln, Beilage, 1 Port.	176	1,4	K
Nudeln mit Gorgon- zolasauce, 1 Port.	788	45,4	FK
Nudelsalat mit Gemü- se und Mayonnaise, 1 Port.	598	40,6	FK
Nudelsalat mit Vinaigrette, 1 Port.	200	5	K
Nussecken, 1 St.	290	17	FK
Nusshörnchen, 1 St.	230	8	FK
Nusstorte mit Zitronencreme, 1 St.	332	21	FK
Obstkuchen (Biskuitteig), 1 St.	160	7	FK
Obstkuchen (Hefeteig), 1 St.	240	13	FK
Obstkuchen (Mürbeteig), 1 St.	450	18	FK
Obstkuchen (Rührteig), 1 St.	260	11	FK
Obstsahnetorte, 1 St.	360	16	FK
Obstsalat, 1 Port.	91	0,7	V
Ochsenauge, 1 St.	120	2	K
Ofenkartoffel mit Kräuterquark, 1 Port.	156	1,3	BK
Omelett mit Kräutern und Pilzen, 1 Port.	404	32,9	F
Omelette von 1 Ei	120	10	F

Lebensmittel (verzehrbarer Anteil)	Kilo- kalorien kcal	Fett g	Nährwert
Onion Rings, *Burger King*, 1 Port.	229	14	FK
Orangen-Fenchel- Salat, 1 Port.	128	10,2	MV
Ossobuco, 1 Port.	544	30,8	EF
Paella, 1 Port.	901	29,7	F
Palatschinken, gefüllt, 1 St.	570	19	FK
Panna cotta mit Kara- mellsauce, 1 Port.	448	38,3	FK
Paprikaschnitzel, 1 Port.	360	20	FK
Paprikaschote, gefüllt, in Tomatensauce, 1 Port.	442	25,1	BF
Pekingente, 1 Port.	790	57	FK
Penne all´ arrabbiata, 1 Port.	510	13,1	
Pfannkuchen, 1 Port.	243	11,4	FK
Pflaumenkuchen, 1 St.	190	6	FK
Pilzrahmsuppe, 1 Port.	160	10	F
Pilzsalat, frischer, 1 Port.	256	26,7	BF
Pizza Margherita, 1 Port.	811	41,3	FK
Pizza Napoli, 1 Port.	831	41,8	FK
Plunderhörnchen, gefüllt, 1 St.	290	17	FK
Pommes frites, *McDonald´s*, 1 mittlere Port.	340	17	FK
Pommes frites, *Burger King*, 1 kleine Port.	196	9	FK
Porridge, 1 Port.	400	8	FK
Prinzregententorte, 1 St.	568	28,8	FK
Puddingbrezel, *Kamps*, 1 St.	521	20,2	FK

K
L
M
N
O
P

Lebensmittel (verzehrbarer Anteil)	Kilokalorien	Fett	Nährwert
	kcal	g	
Putenbrust mit Soße, 1 Port.	380	13	EF
Putengeschnetzeltes mit Curry und Banane, 1 Port.	319	12,8	EF
Putenschnitzel, gebraten, 1 Port.	208	4,7	E
Quark-Kirschkuchen, 1 St.	480	22	FK
Quarkknockerl mit Kompott, 1 Port.	270	5	K
Quiche Lorraine, 1 St.	529	41	FK
Radicchiosalat, 1 Port.	110	5	FV
Ratatouille, 1 Port.	171	13,3	FV
Räucherlachs-Ecke, Nordsee, 1 St.	416	18	F
Ravioli mit Salbeibutter, 1 Port.	703	39,9	FK
Rebhuhnbrust in Sauce, 1 Port.	600	31	EF
Rehgeschnetzeltes, 1 Port.	230	10	EF
Rehrücken (Kuchen), 1 St.	239	15,7	FK
Reibekuchen, 1 Port.	343	17	FK
Reissalat mit Erbsen und Schinken, 1 Port.	428	14,3	EK
Rhabarberkuchen (Mürbeteig), 1 St.	290	12	FK
Riesengarnelen mit Currysauce, 1 Port.	305	21	EF
Rinderfilet in Kräuterkruste, 1 Port.	810	68	EF
Rindergulasch, ungarisch, 1 Port.	412	15,2	EF
Rinderroulade in Sauce, 1 Port.	465	31,4	EF

Lebensmittel (verzehrbarer Anteil)	Kilokalorien	Fett	Nährwert
	kcal	g	
Rinderschmorbraten mit Rotweinsauce, 1 Port.	535	18,4	E
Rindfleischcurry, 1 Port.	310	14	EF
Rindfleischsuppe mit Croûtons, 1 Port.	70	2	F
Risotto Mailänder Art, 1 Port.	706	32,2	FK
Roastbeef mit Kräutersauce, 1 Port.	380	27	EF
Roasted Chicken Breast Sandwich, Subway, 1 Port.	309	3,9	EK
Rosinenschnecke, Kamps, 1 St.	688	29,3	FK
Rostbratwurst mit Senf und Brötchen, 1 Port.	609	45	FK
Rotbarschfilet mit Sauce, 1 Port.	570	40	EF
Rote Grütze mit Vanillesauce, 1 Port.	247	9,2	FK
Rote-Bete-Salat mit Essig, 1 Port.	30	0	B
Rüblitorte, 1 St.	337	14,5	FK
Rumpsteak mit Zwiebeln, 1 Port.	367	20,4	EF
Sachertorte, 1 St.	285	15,4	FK
Salat niçoise, 1 Port.	256	15,8	FM
Salatschale mit Balsamico-Vinaigrette, Burger King, 1 Port.	100	2,5	
Salzkartoffeln, 1 Port.	143	0,2	MV
Sardinen, mariniert, 1 Port.	402	21,1	EF
Schaschlik, 1 Spieß	320	12	F
Schellfisch in Senfsauce, 1 Port.	480	22	EF

Lebensmittel (verzehrbarer Anteil)	Kilo-kalorien kcal	Fett g	Nährwert
Schillerlocke, Gebäck, gefüllt, 1 St.	260	20	FK
Schinkenbrot, 1 St.	210	11	F
Schmarren mit Kirschkompott, 1 Port.	450	14	FK
Schnecken mit Butter, 1 Port.	245	22	F
Schokoladentorte, 1 St.	480	33	FK
Schwarzwälder Kirschtorte, 1 St.	334	17,4	FK
Schweinebraten mit Kruste, 1 Port.	480	22,3	EF
Schweinefilet in Zwiebel-Sahne-Sauce, 1 Port.	500	34,1	EF
Schweinegulasch, 1 Port.	750	32	F
Schweinekotelett, natur, gebraten, 1 Port., 150 g	470	32,8	EF
Schweinekotelett, paniert, gebraten, 1 Port., 150 g	684	41,7	EF
Schweineende in Sauce, 1 Port.	570	41	EF
Schweineschnitzel, natur, gebraten, 1 Port., 150 g	431	27,9	EF
Schweineschnitzel, paniert, gebraten, 1 Port., 150 g	628	36,8	EF
Schweinshaxe, Bayerisch, 1 Port.	600	49	EF
Seelachs, gratiniert, Nordsee, 1 Port.	368	21	EF
Seelachs-Ei-Baguette, Nordsee, 1 St.	298	12	EK

Lebensmittel (verzehrbarer Anteil)	Kilo-kalorien kcal	Fett g	Nährwert
Seelachssuppe, 1 Port.	290	8	EF
Seezungenfilet in Weißweinsauce, 1 Port.	370	24,6	EF
Selleriesalat mit Nusssauce, 1 Port.	260	15	BF
Semmelknödel mit Pilzragout, 1 Port.	686	51,4	FK
Shrimpscocktail, 1 Port.	325	26,6	EF
Spaghetti alla carbonara, 1 Port.	682	31,5	FK
Spaghetti Bolognese, 1 Port.	488	17	FK
Spaghetti mit Tomatensoße, 1 Port.	494	17,2	FK
Spare Ribs, 1 Port.	785	56	EF
Spargelquiche, 1 St.	810	51	FK
Spätzle mit Gemüse, 1 Port.	450	16	BF
Spinat-Quark-Torte, 1 St.	540	21	FK
Spitzbuben, 1 St.	94	4,7	FK
Spritzkuchen, 1 St.	216	14,6	FK
Steak & Cheese Sandwich, Subway, 15 cm, 1 Port.	358	8,9	EK
Steinbutt, gegrillt, 1 Port.	304	11,2	E
Streuseltaler, Kamps, 1 St.	1102	37,7	FK
Surhaxe mit Sauerkraut, 1 Port.	1500	120	F
Sushi, Maki-Roll, i.D.	188	4	E
Sushi, Nigiri, i.D.	284	11	E
Tagliatelle mit Scampi und Sahnesauce, 1 Port.	873	40	FK

P Q R S T

126

Lebensmittel (verzehrbarer Anteil)	Kilokalorien kcal	Fett g	Nährwert
Tee mit 1 EL Milch, 1 Tasse	10	0,5	M
Tee mit 1 TL Zitronensaft, 1 Tasse	5	0	M
Tee mit 1 TL Zucker, 1 Tasse	20	0	K
Teigwaren, Beilage, 1 Port. (= 60 g roh)	217	0,7	K
Teigwaren, Hauptgericht, 1 Port. (= 100 g roh)	362	1,2	K
Thunfisch, geschmort, 1 Port.	711	51	EF
Thunfischsalat mit weißen Bohnen, 1 Port.	236	12,2	EF
Tintenfischringe, frittiert, 1 Port.	426	23,5	EF
Tintenfischsalat, 1 Port.	110	1	E
Tiramisu, 1 Port.	561	36,9	FK
Toast Hawaii	257	14,8	
Tomatensalat mit Balsamicodressing, 1 Port.	79	6,3	MV
Tomatensuppe mit Knoblauchcroûtons, 1 Port.	358	26,8	FV
Topfenstrudel, 1 Port.	360	17	FK
Tortellini mit Butter und Parmesan, 1 Port.	547	29,2	FK
Tortilla mit Dip, 1 Port.	175	11	F
Trinkschokolade, 0,2 l	261	7,2	FK
Tuna-Sandwich, Subway, 15 cm, 1 Port.	432	17,9	FK
Tzatziki, 1 Port.	242	21,1	F
Vanillecreme, 1 Port.	190	10	FK
Vanillekipferl, 1 St.	64	4,1	FK
Veggie Delite Salat, ohne Dressing u. Croûtons, Subway, 1 Port.	54	1,1	
Veggie Delite Sandwich, Subway, 1 Port.	238	2,8	K
Vinaigrette, 1 Port.	139	15	F
Vollkornpizza, 1 St.	240	15	BF
Waldorfsalat, 1 Port.	339	31,2	FV
Walnusstorte, 1 St.	480	33	FK
Weinbergschnecken mit Butter, 1 Port.	245	22	F
Weincreme, 1 Port.	300	16	FK
Weißkrautsalat mit Speckmarinade, 1 Port.	218	18,1	BF
Weißwürste mit süßem Senf, 2 St.	501	46,5	F
Whopper, Burger King, 1 St.	614	35	FK
Wiener Schnitzel, 1 Port., 150 g	602	33,2	EF
Wikinger, Nordsee, 1 St.	576	23	EF
Wildkaninchenkeulen, 1 Port.	500	33	EF
Wildragout mit Sahnesauce, 1 Port.	670	31	EF
Wildschweinrücken, geschmort, 1 Port.	450	15	EF
Windbeutel, 1 St.	213	16,5	FK
Wirsing in Sahnesauce, 1 Port.	143	10,6	BF
Wurstsalat, Schweizer, 1 Port.	919	81,1	EF
Zabaione, 1 Port.	165	7	FK
Zimtstern, 1 St.	50	3	FK
Zürcher Geschnetzeltes, 1 Port.	580	39	EF
Zwiebelkuchen, 1 St.	181	10,8	FK
Zwiebelsuppe, französische, 1 Port.	318	17	F

Zum Nachschlagen

Bücher, die weiterhelfen

Adam, O./Ullmann, M.: Schlank ohne Hunger. So überlisten Sie Ihren Appetit, Gräfe und Unzer Verlag

Biesalski, H.-K., Grimm, P.: Taschenatlas Ernährung, Thieme Verlag

Bohlmann, F.: Quickfinder 5 Kilo weg, Gräfe und Unzer Verlag

Das Teubner Food-Lexikon: Von Artischocke bis Zucchiniblüte, Gräfe und Unzer Verlag

Der Brockhaus Ernährung: Gesund essen, bewusst leben, Brockhaus Verlag

Der Große Klever: Kalorien & Nährwerte, Gräfe und Unzer Verlag

Elmadfa, Prof. Dr. I./Aign, W./Muskat, Prof. Dr. E./Fritzsche, D.: Die große GU Nährwert-Kalorien-Tabelle, Gräfe und Unzer Verlag

Elmadfa, Prof. Dr. I./Aign, W./Fritzsche, D.: Nährwerte-Kompass, Gräfe und Unzer Verlag

Elmadfa, Prof. Dr. I./Fritzsche, D.: Gute Fette – schlechte Fette, Gräfe und Unzer Verlag

Funfack, Dr. med. W.: Metabolic Balance. Die Diät, Südwest Verlag

Grillparzer, M.: Die GLYX-Diät, Gräfe und Unzer Verlag

Grillparzer, M.: Fatburner. So einfach schmilzt das Fett weg, Gräfe und Unzer Verlag

Grillparzer, M.: GLYX-Kompass, Gräfe und Unzer Verlag

Grillparzer, M.: Low Carb. Die neue Gute-Laune-Diät, Gräfe und Unzer Verlag

Hautkappe, C./Wendel, S.: aha! macht schlank, Gräfe und Unzer Verlag

Kunz, M.: Satt und schlank mit der Volumetrics-Diät, Gräfe und Unzer Verlag

Lützner, Dr. med. H.: Wie neugeboren durch Fasten, Gräfe und Unzer Verlag

Pape, D./Schwarz, R./Gillessen, H./Trunz-Carlisi, E.: Schlank im Schlaf: Die revolutionäre Formel, Gräfe und Unzer Verlag

Pospisil, E.: GU Kompass Cholesterin, Gräfe und Unzer Verlag

Pudel, Prof. Dr. V.: Die 50 besten Abnehmtricks: Schlank mit Köpfchen, Droemer/Knaur Verlag

Sautter, N.: Wellcook: Essen Sie sich satt, schlank und gesund, Zabert Sandmann Verlag

Schusdziarra, V./Hausmann, M.: Satt essen und abnehmen, mmi Verlag

Strunz, U.: Die neue Diät: Fit und schlank durch Meta-bolic Power, Heyne Verlag

Suter, P.: Checkliste Ernährung, Thieme Verlag

Ullmann, Dr. M./Adam, Prof. Dr. O.: Schlank ohne Hunger, Gräfe und Unzer Verlag

Weight Watchers: Der 4 Wochen Power Plan, Gräfe und Unzer Verlag

Impressum

© 2008 GRÄFE UND UNZER VERLAG GmbH, München
Aktualisierte Neuausgabe

Bearbeitung: Katrin Klever-Schubert, Alexandra Endres
Programmleitung: Ulrich Ehrlenspiel
Redaktion: Yvonne Schnur
Gestaltung: independent Medien-Design GmbH, München
Fotos: Cover: Marcel Weber; U4: Stockfood
Produktion: Gloria Pall
Satz: Reemers Publishing Services, Krefeld
Druck und Bindung: Ludwig Auer GmbH, Donauwörth

ISBN 978-3-8338-1240-8

1. Auflage 2008

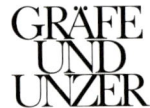

GRÄFE
UND
UNZER

Ein Unternehmen der
GANSKE VERLAGSGRUPPE